MASAJES: Parte teórica
© Adolfo Pérez Agustí

Edita: Ediciones Masters
Fernán Caballero, 4-1º dcha.
28019 MADRID (Spain)
edicionesmasters@gmail.com
http://www.edicionesmasters.com

MASAJES: Parte teórica

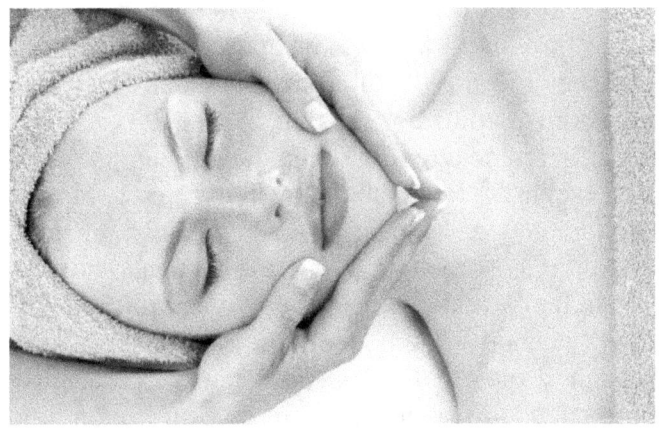

Aplicado de manera científica o simplemente como una caricia corporal, lo cierto es que el masaje se practica desde que el hombre existe, aunque su refinamiento empezó a codificarse y estructurarse hace ya cinco mil años. Las nuevas técnicas y descubrimientos le someten a una continua renovación, aunque en lo esencial, en aquello que hace referencia al placer y la curación, sigue igual que siempre.

Los primeros tratados escritos sobre el arte del masaje se descubrieron en China y están fechados dos mil quinientos años antes de Cristo en una obra del emperador Huang Ti, aunque hay historiadores que aseguran que los emperadores chinos acostumbraban a firmar con sus nombres libros que no les pertenecían. Su convencimiento de que eran descendientes divinos les obligaba también a demostrar a sus súbditos que eran capaces hasta de elaborar obras literarias o de medicina.

Sea esta primera obra denominada *Nei Ching* de uno u otro autor, lo cierto es que ya se hablaba por entonces del arte de curar con las manos mediante presiones o pinzamientos en la piel. Los escritos hacen referencia a un sistema que, al compás de la respiración, se empujaba o presionaba en la fase de espiración y se soltaba en la inspiración, método éste altamente racional y que es practicado hoy día por la mayoría de los terapeutas. La explicación es fácil: cuando soltamos el aire los músculos se relajan y, por tanto, podemos actuar sobre ellos, pero cuando inspiramos entran en contracción y no es el momento de manipular nada. De todas maneras si usted acude a un masajista no es cosa de que vaya observando si el ritmo de su respiración coincide con el de las manos, ya que aunque esa técnica es correcta no es la única válida.

Unos cuantos años después, durante la Dinastía T'ang, se trató de profesionalizar el arte de la medicina estableciendo ciertas jerarquías, entre las cuales estaban incluidos los masajistas, los filósofos y los profesores de gimnasia, entre ellos el célebre monje Bodhidharma, quien popularizó ciertos métodos de relajación y fortalecimiento mediante masajes y gimnasia, basados en sus conocimientos de la medicina ayurvédica.

Paralelamente a los chinos, civilizaciones tan exquisitas como los griegos, los romanos y los egipcios no podían dejar de lado el arte del masaje y todos lo empleaban con frecuencia, aunque cada uno con fines y modos ciertamente dispares. Los griegos, por ejemplo, gustaban de untar con aceite a sus atletas y guerreros, ya que estaban convencidos de que así lograrían mejores y más contundentes victorias. Sabían que unos músculos bien suaves y previamente calentados por las manos del masajista eran un arma definitiva para proclamarse campeones, algo que hoy día nadie cuestiona en cualquier deporte. Por supuesto, también dominaban las técnicas de reducir dislocaciones, aliviar golpes y mantener sujetas las articulaciones cuando había fracturas.

Los romanos, un poco más sexuales, gustaban más de ser masajeados por mujeres y por ello una gran cantidad de expertas en toda clase de masajes habitaban en las grandes mansiones de los poderosos. Hasta el mismísimo Nerón era un defensor de estas mujeres, aunque según dicen las malas lenguas solía mandar a los leones a aquellas que le hacían daño. Por ello, ser esclavo o esclava durante la dominación romana equivalía a tener que aprender a dar masajes, so pena de terminar siendo algo sin valor para nadie. La gran fortaleza de los esclavos negros les hizo ser muy apreciados en estas artes curativas y les salvaba de destinos peores.

Las olimpiadas griegas supusieron un gran campo de estudio para perfeccionar las técnicas de masajes y ciudades como Olimpia y Pérgamo eran cita obligada para mercaderes y deportistas que querían ser tratados por los mejores especialistas mundiales.

Hasta el legendario Homero hablaba en su obra *La Odisea* de las maravillas del masaje, aunque hacía hincapié especialmente en la belleza de sus expertas mujeres, las cuales por algún motivo todavía poco claro efectuaban sus artes con muy poca ropa, quizá una delicada y transparente túnica. Su máximo representante fue Heródico, un médico especializado en prolongar la vida de las personas mayores mediante masajes muy concretos.

El recorrido histórico también nos obliga a mencionar a los egipcios, con sus faraones y diosas, los cuales consideraban a sus sacerdotes como el bien más preciado, quizá porque dominaban el arte de curar con gran precisión. Ayudados por los olores, las resinas, las ceras de abeja y hasta por los colores del ambiente, conseguían con sus manipulaciones sumergir a los pacientes en un mundo distinto, casi en otra dimensión. Si tenemos en cuenta que también eran unos expertos en el manejo de sustancias alucinógenas, comprenderemos el fervor que provocaban.

Tampoco el legendario Hipócrates (autor del obligado *Juramento Profesional* que aún perdura) olvidaba en sus curaciones los beneficios del masaje y en su *Tratado de las articulaciones* nos insistía ya en los grandes beneficios de un masaje lento y delicado, el cual debía seguir la dirección de la sangre, hacia el corazón, pero sin demasiada presión. Unos cuantos siglos después, en nuestra época, los expertos vinieron a darle la razón, ya que se demostró que la circulación venosa era de retorno y que las venas debían comprimirse con suavidad.

También fue Hipócrates el primero que habló de los masajes en el vientre como medio de expulsar los gases y de la necesidad de relajar los músculos contraídos. Todos sus discípulos posteriores siguieron sus enseñanzas, entre ellos el popular Galeno, el cual insistía en la necesidad de un masaje diario para eliminar residuos, mejorar la digestión y aliviar las tensiones producidas por el duro trabajo, conclusiones que le llevaron a ejercer como médico oficial de Marco Aurelio. Bajo su mandato como emperador se construyeron numerosos balnearios de aguas termales, muchos de los cuales aún existen, y se hizo del masaje una práctica normal en las costumbres de los romanos, impartiéndose incluso en los mismos comedores o cuando estaban trabajando.

Otros grandes hombres romanos se sometieron con placer a los beneficios del masaje y entre ellos encontramos a Julio César, quien lo solicitaba para que le aliviasen de sus dolores de espalda. Por supuesto también se empleaba en los fornidos gladiadores, los cuales requerían continuamente los servicios de expertos masajistas para que les recompusieran un poco sus doloridos huesos.

Pero la euforia de los masajes y el placer que proporcionaban no duró muchos años, ya que hubo personas que pensaron que algo tan placentero debía ser malo o quizá obra del demonio. Con la expansión del cristianismo llegó el pudor y la castidad, por lo que la imagen de un cuerpo desnudo siendo masajeado y manipulado por otra persona, mucho más si era una mujer quien "padecía" tal manoseo, pasó a ser considerado pecado mortal y el cuerpo humano volvió a la oscuridad más absoluta, incluso para bañarse.

Los poderosos Papas de antaño, con sus ejércitos, asesorados por obispos y otros hombres célibes, prohibieron cualquier acto de masaje entre dos personas, aunque fuera con fines terapéuticos. Lógicamente, no por ello se dejaron de aplicar, aunque ahora el morbo de lo prohibido hacía más milagros que las mismas manos. Dentro de las salas de masajes nadie sabía lo que pasaba y por ello durante algunos siglos ningún masajista logró pasar a la historia.

Por fortuna no todo el mundo estaba dominado por los inquisidores cristianos y un médico árabe de nombre Avicena, el cual tenía un gran prestigio en Arabia por sus exquisitos modales y sabiduría al escribir, rescató las enseñanzas milenarias y recomendó los masajes como fundamento de la medicina y la salud.

En Europa, con el fuerte empuje que los pintores y escultores consiguieron por parte de los reyes, el desnudo volvió a invadir los museos, iglesias y palacios, consiguiéndose que a partir de entonces mostrar el cuerpo desnudo a un terapeuta no fuera considerado ya un atentado contra la moral.

Junto con ello, el estudio de la anatomía humana consiguió un avance extraordinario, se comprendió mejor las funciones musculares y articulares, y la labor de los masajistas se vio enormemente potenciada. La disección de los cadáveres era ya práctica habitual en las escuelas de medicina, nadie pedía permiso para descuartizar y estudiar con los muertos. Ello fue decisivo para ver que además de los músculos existían nervios, tejido linfático, vasos sanguíneos y un sinfín de detalles que eran imprescindibles para saber lo que se podía y lo que no se podía hacer al dar un masaje.

Mención especial requiere el médico alemán Paracelso, el cual recupera todos los escritos que la humanidad había legado en este campo, se olvida y hasta critica a los sabios doctores de su época, y restaura la validez de los aceites, los ungüentos y las esencias como portadores de vida, evitando administrar a sus pacientes los tratamientos habituales que él consideraba venenosos. Considerando que el restablecimiento de la salud debía seguir los dictados de la naturaleza, se centra en la aplicación de las plantas medicinales tradicionales, la dieta saludable, el ejercicio y el masaje como forma más correcta de curar. Pero, como era lógico, sus criticados y criticadores compañeros de profesión le acusaron de hereje y demoníaco, hasta el punto de que se vio obligado a marcharse de su ciudad, so pena de acabar en la cárcel para siempre.

Después de este gentil hombre otros muchos tuvieron que sufrir persecución por su habilidad en dar masajes. Ya no eran los obispos quienes querían quemarles en la hoguera, sino los otros médicos, quienes actuando como inquisidores científicos prohibían y condenaban toda práctica que no fuera la que habían estudiado.

En otros países, como Inglaterra, los masajistas contaban con el agrado de los políticos y sabemos del éxito que obtuvieron con la reina María Estuardo, la cual fue salvada de morir de tifus gracias a unos oportunos masajes. Dicen que los doctores que la trataban la habían dado por muerta y cuando su cuerpo estaba ya frío y rígido unos oportunos masajes la sacaron del sopor letal.

Tampoco los suecos han estado apartados de tan placentero sistema y tomando como referencia los sistemas milenarios de otros países divulgaron uno propio, síntesis de todos, al que denominaron sin rubor "el masaje sueco" (también inventarían la "gimnasia sueca"), destacando entre todos los especialistas un tal Per Henrik Ling. Su sistema no se limitaba a las manipulaciones sino que insistía en su combinación con la sauna y la "gimnasia sueca".

Hoy día los masajistas no tienen rango de doctores en medicina y son contemplados solamente como profesionales sanitarios con poca formación académica, aunque sus tratamientos proporcionen enormes alivios a sus doloridos pacientes. Ya no son perseguidos, ni calumniados, pero no tienen el gran prestigio que tenían hace siglos, cuando emperadores y faraones les consideraban más que a sus propios ministros.

TODOS SOMOS MASAJISTAS INCONSCIENTEMENTE

Antes de comenzar a describir los distintos métodos de masaje conocidos quisiera explicar un hecho curioso y es que cada persona, incluso sin conocimientos científicos o anatómicos, se aplica a sí mismo de manera cotidiana multitud de masajes y, del mismo modo inconsciente, a sus seres queridos. He aquí algunos ejemplos:

- Restregarse los ojos al levantarse: sirve para eliminar las sustancias acumuladas en la conjuntiva ocular durante las horas del sueño y al mismo tiempo para aumentar rápidamente el flujo sanguíneo a todo el ojo.

- Frotarse las manos: Se realiza como preludio de una acción enérgica laboral o cuando se va a emprender un acto intenso. Con ello tensamos los músculos de manos y antebrazos y aumentamos el fluido sanguíneo a esa zona. La tensión isométrica proporciona también un aumento en la tensión arterial y posiblemente en el número de pulsaciones. Cuando el frotamiento se realiza en invierno indudablemente es para calentar las manos.

11

- Ponerse la mano en una zona dolorida: Sirve como medio de presión para evitar que a causa del golpe se produzca una hinchazón. Al mismo tiempo, la presión disminuirá el aporte sanguíneo a la zona y la dejará ligeramente adormecida. No obstante, pasados unos segundos esta presión será perjudicial e inconscientemente solemos retirar la mano.

- Masajear la zona contusionada: tratamos de aumentar la velocidad de la sangre que pasa por esa zona y así evitar el estancamiento de líquidos o plasma.

- Frotarnos horizontalmente la frente cuando tenemos dolor de cabeza: tratamos con ello de difuminar el dolor, repartirlo, para que no se concentre solamente en un punto.

- Apretarnos fuertemente la mejilla cuando tenemos un dolor de muelas: Así estamos tratando de adormecer esa zona limitando el aporte de sangre, evitando también que la inflamación nos produzca más dolor.

- Sujetarnos el pecho cuando tenemos un problema respiratorio (tos, en especial) o cardíaco: Ello hace que limitemos los movimientos del tórax, los cuales provocan gran dolor en los músculos. Cuando la tos es continuada solemos apoyar la mano en el diafragma, ya que es muy sensible a los espasmos.

- Apoyar la mano en los lumbares: aquí tratamos de proporcionar calor a los músculos y con ello relajar algo la contractura muscular.

- Apretar con las dos manos el estómago: Se hace con el fin de abarcar toda la zona gástrica y con ello mitigar o controlar los espasmos dolorosos.

- Masaje en las pantorrillas después de una larga caminata: facilita la circulación de retorno estancada en esa zona después del esfuerzo. También alivia la hipertrofia que produce el trabajar demasiado tiempo esos músculos.

- Dar palmadas en los hombros a otra persona: suele emplearse de manera inconsciente, en los tímidos, miedosos o indecisos para provocar una sacudida orgánica general que les saque de la pasividad.

- Poner la mano fuertemente sobre los hombros de otra persona: Ahora tratamos de darle protección, cobijo.

- Cubrirse con las manos los hombros uno

mismo: Con ello pretendemos dar calor a la zona más sensible al frío de nuestro cuerpo.

- Acariciar suavemente la cara de un niño: Para inspirarle confianza en nosotros y demostrarle nuestra falta de agresividad hacia él.

- Acariciar el cuerpo suavemente de una persona enferma: Así logramos aumentar el drenaje linfático que contribuirá a su curación.

- Agarrar la mano suavemente de un enfermo: Tratamos de traspasarle nuestra propia energía y al mismo tiempo evitamos que sus extremidades se enfríen.

- Cualquier acto de caricia sexual, ya sean besos o con la mano, activa fuertemente nuestro sistema endocrino favoreciendo la reproducción mediante la excreción de hormonas.

El perfeccionamiento de este instinto natural ha llevado a los hombres a modificarlo grandemente y aunque todos persiguen el mismo fin encontramos diferentes maneras de efectuarlo, bien sea con el nombre de kuatsu, reflexoterapia, masaje linfático, quiromasaje, masaje deportivo, etc.

UN POCO DE ANATOMÍA

La técnica correcta del masaje requiere unos conocimientos muy precisos sobre la anatomía humana, ya que cualquier manipulación efectuada con error de base puede producir daños más que beneficios. Si bien las manipulaciones efectuadas con error en el seno del hogar, entre padres e hijos o entre esposos, no suelen tener consecuencias negativas de importancia aunque se apliquen mal, en una persona que se dedique profesionalmente o en los instructores de preparación física y deportivos no tiene excusa.

Por ello es imprescindible que un libro sobre masajes instruya en los conocimientos necesarios sobre el cuerpo humano, su funcionamiento a nivel articular y óseo, para que no se confíe solamente en la intuición o la experiencia. Como veremos a continuación los conocimientos necesarios no son tantos ni tan complejos como para que un profesional no los conozca. Hay que tener en cuenta que lo que vemos ante nosotros es una piel humana, pero que los músculos, su recorrido y función permanecen ocultos, lo mismo que los huesos y su configuración real.

SISTEMA ÓSEO

Los más de doscientos huesos que componen el esqueleto humano deben soportar todo el peso del cuerpo, albergar y proteger a los órganos internos y al mismo tiempo efectuar todos los movimientos para los que han sido creados. Mediante un complejo y eficaz sistemas de palancas, centrado en las articulaciones, multiplican la fuerza ejercida por los músculos y permiten realizar funciones en cualquier posición.

Dotados de una ligera flexibilidad que les permite cierta distorsión recuperable (anteriormente se pensaba que eran totalmente rígidos), soportan tensiones y cargas estructurales tan intensas que hacen parecer hojas de papel a cualquier utensilio metálico fabricado por el hombre.

Junto a ellos están las articulaciones, las cuales permiten el movimiento justo para que los músculos puedan ejercer su función sin romperse, frenando el recorrido justo en el momento en que existe riesgo de rotura o distensión muscular. Y para que todo pueda ser efectuado con suavidad, sin brusquedades ni sacudidas, existen zonas móviles recubiertas de cartílagos y unidas por una cápsula fibrosa, a su vez reforzada por la membrana sinovial, que amortiguan todos los golpes y movimientos para que el conjunto orgánico no sufra. Finalmente, el líquido sinovial lubrifica todos los movimientos y evita el desgaste prematuro por el roce continuo.

PRINCIPALES ZONAS DEL APARATO LOCOMOTOR

Precauciones a tener en cuenta

Vértebras cervicales

Sostienen el cráneo y son la conexión entre éste y la cadera. Cualquier alteración de la columna vertebral, la cadera, las piernas o los pies, repercutirá en ellas.
Son especialmente delicadas a partir de los veinticinco años de edad.
Nunca se deben realizar rotaciones bruscas ni con una amplitud para las que no han estado diseñadas. Especialmente peligrosas son las flexiones hacia atrás. Toda manipulación en ellas debe ser de una suavidad exquisita.

Costillas

Unidas al esternón protegen especialmente a los pulmones y el corazón, mientras que las flotantes tienen cierta flexibilidad propia para permitir los movimientos del diafragma y zona abdominal.
Se rompen con facilidad en las contusiones y hay que evitar presionar sobre ellas con dureza, ya que aunque son flexibles podemos dañar los órganos que protegen. Un masaje demasiado enérgico en el esternón dado a un niño o una persona delgada puede dificultar su respiración y hacer del masaje una tortura.

Las costillas flotantes, además, por disponer de un movimiento más amplio, suelen astillarse con facilidad si el masaje es enérgico.

Las costillas falsas, las cuales no tienen nada más que una zona de apoyo, nunca deben manipularse, ya que además del riesgo que tienen de romperse podríamos dañar órganos tan delicados como el bazo o el hígado.

Son extremadamente frágiles.

Codo

Suele ser una parte muy castigada en tenistas, oficinistas, deportistas y trabajadores manuales. Hay que poner especial cuidado en no extender totalmente el brazo ni en flexionarlo en demasía, ya que podríamos dañar no solamente la articulación sino incluso los ligamentos.

Muñeca

Articulación también muy frágil dada la gran cantidad de pequeños huesos que la componen, los cuales permiten dotarla de una gran movilidad.

Su movimiento depende mucho del antebrazo y la articulación del codo, por lo que no debemos forzarla de manera individual.

Rótula

Robusta aunque de movimiento muy limitado, la rodilla soporta duras pruebas y esfuerzos sin dañarse, salvo en los deportistas. Las flexiones en ángulo agudo la dañan especialmente por la dislocación que tienen que adoptar. Es una articulación en forma de bisagra y no admite movimientos laterales.

Tobillo

Articulación sometida a grandes esfuerzos. Al igual que la muñeca, cuenta con multitud de pequeños huesos que la hacen muy versátil y no excesivamente sensible al esfuerzo. Su problema está en la poca capacidad torsional que tienen los tejidos de sostén, los cuales se distienden con facilidad.

Como resumen, podemos decir que cualquier manipulación articular debe ir unida a un profundo conocimiento del lugar y el movimiento de cada articulación, conociendo especialmente cuál es la amplitud de su recorrido. Hay que tener en cuenta que son los músculos, ligamentos y tendones los que van a frenar el movimiento de una articulación y que cualquier brusquedad en este recorrido dañará a ambos.

Hay que prestar atención a algunos de estos síntomas:

- Dolores en la planta de los pies, especialmente en los niños.
- Pérdidas frecuentes del equilibrio.

- Dolores en las vértebras lumbares y cervicales en adultos.
- Crujidos en las rodillas al flexionar.
- Imposibilidad de mantener la pierna totalmente extendida.
- Muñecas sensibles.

PRUEBAS MUSCULARES

Si de verdad se quiere aplicar un masaje útil, curativo, y no solamente una sesión placentera a nivel cutáneo, deberemos antes de comenzar a trabajar realizar una serie de pruebas al paciente para averiguar exactamente cuál es el origen de su dolor y las posibilidades que tenemos de curarle.

En oposición a una opinión generalizada, la cual afirma que la mayoría de los dolores musculares se deben a contracturas musculares producidas por tensión o sobreesfuerzos, la debilidad muscular produce tanto dolor como la contracción exagerada. Esta debilidad puede ser simétrica (con lo cual está compensada) o asimétrica, que dará lugar a dolores diversos en lugares distintos al origen del mal.

Una mala alineación del cuerpo, al andar o sentarse, producirá desequilibrios musculares, ya que se emplearán con preferencia determinados músculos sin la oposición de sus antagonistas. No olvidemos que al movimiento de un músculo (agonista) se opone otro (antagonista) en el lado opuesto y que ambos deben trabajar al unísono.

El terapeuta debe realizar una adecuada exploración que le permita diferenciar entre un músculo atrofiado y otro hipertrofiado, entre un músculo distendido y otro contraído. Para ello deberá dominar con soltura los movimientos articulares, su origen, dónde se insertan y cuál hace la función de agonista y cuál la de antagonista. También debe tener muy en cuenta que los músculos forman una gran cadena y que no existe ninguno que trabaje aisladamente, por lo que la alteración de uno tiene por fuerza que provocar una alteración o compensación en otro. En este sentido es lógico pensar que los músculos mayores pueden provocar más alteraciones que los menores, especialmente por su gran fortaleza.

LO IMPORTANTE: NO COMETER ERRORES

Un músculo débil y la posibilidad que tengamos de actuar sobre él para que recupere su potencia dependen de muchos factores. Puede que la causa sea una alteración en la conducción nerviosa, una atrofia por falta de uso (bastante frecuente), fatiga por exceso (ocurre en casi todas las profesiones) o incluso por dolor. Una persona que sienta dolor en alguna zona del cuerpo tiende por instinto a no utilizarla y a tratar de cubrir su misión con otra zona próxima, lo que indudablemente conducirá a una atrofia. Este mal está provocado en muchas ocasiones por malos traumatólogos o fisiotera-peutas, los cuales recomiendan ponerse fajas, corsés o plantillas, y con bastante frecuencia el uso de bastones, los cuales suplen una labor que deberían realizar los músculos; con el tiempo el mal se hace crónico, imposible de curar, y el paciente está condenado de por vida a seguir empleando estos nefastos suplementos.

Todos hemos conocido niños que emplean

plantillas para corregir "pies planos" o alzatalones para que ambas piernas tengan la misma longitud. En el primer caso, impedimos que los músculos de la planta del pie se fortalezcan y levanten por sí mismos la bóveda plantar, lo que corregiría poco a poco ese falso pie plano. Si ponemos una plantilla "anatómica" esos músculos nunca se fortalecerán y se atrofiarán sin remedio. Es un problema similar a tratar de lograr con plantillas que ambas piernas tengan la misma longitud al pisar, lo que provocará dos problemas: uno, la cadera basculará en sentido contrario al pie corregido y obligará a la columna vertebral a enderezarse en una mala posición, y dos, impedirá el correcto crecimiento de ambas piernas al limitar el adecuado desarrollo de los huesos.

Es importante insistir en que todos los músculos tienen una interdependencia cuando están en movimiento y que las pruebas que realicemos nunca deben ser individualizadas.

Cuando un músculo duela hay que actuar sobre todos aquellos que sean sinérgicos o complementarios. Además, cada músculo es el motor primario de alguna articulación y ninguno posee una misión idéntica al otro, salvo aquellos que están situados por pares. Incluso así, y si tomamos como ejemplo el bíceps, el izquierdo y el derecho, aun teniendo las mismas funciones (flexionar el antebrazo), poseen habilidades diferenciadas; son como ambas caras de una moneda, misma forma y mismo tamaño, pero diferentes.

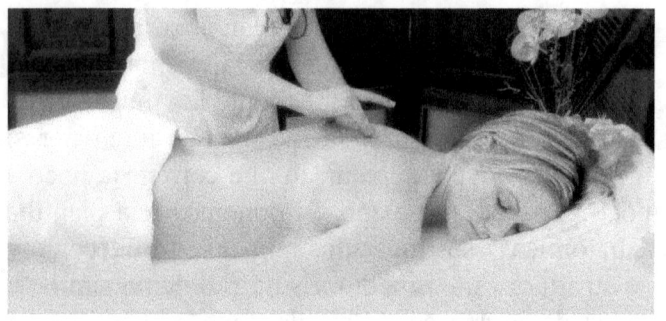

CHEQUEAR ANTES DE TRABAJAR

Para diagnosticar cuál es el músculo enfermo hay que tratar de individualizarlo, teniendo en cuenta que es más fácil que sea un solo músculo el afectado que todo un grupo. Esto no siempre es posible, ya que la mayoría de los músculos trabajan en sinergia con otros e incluso hasta es muy difícil realizar un seguimiento visual de los músculos involucrados. ya que existen fuerzas cruzadas que dificultan el diagnóstico.

He aquí algunas ayudas para establecer el origen del mal:

- Los músculos que atraviesan varias articulaciones, como ocurre con los de las nalgas, no pueden acortarse lo suficientemente como para facilitar la flexión de todas las articulaciones que cruzan.

- Un músculo puede ver disminuida totalmente su potencia si flexionamos varias articulaciones al mismo tiempo. Ejemplo: si tratamos de extender el muslo al frente pero manteniendo la rodilla flexionada, veremos que existe una gran dificultad, salvo que extendamos simultáneamente toda la pierna.

- Cuando tengamos un músculo flexionado al máximo hay que evitar poner en movimiento otro complementario, ya que se puede producir un calambre. Ejemplo: Si flexionamos la rodilla sobre los glúteos no hay que realizar movimientos del tobillo.

- Puede valorarse la potencia de un músculo pequeño si flexionamos un sinérgico. Ejemplo: tratar de flexionar los dedos de la mano manteniendo la muñeca doblada.

- Una extensión completa de un músculo implica casi siempre una extensión menor del contiguo. Ejemplo: cuando extendemos el brazo totalmente, el hombro también se estira para permitir el movimiento. Este tipo de pruebas es muy útil para diferenciar con claridad dónde está el origen del mal.

- Cuando realicemos alguna prueba de fuerza hay que poner siempre la parte chequeada en oposición a la gravedad. De no hacerse así, el propio peso ayudará a realizar el movimiento aunque no exista fuerza.

- El resto del cuerpo no sujeto a exploración debe estar en una posición extremadamente cómoda, ya que de no ser así se pondrán en contracción involuntaria músculos no deseados que falsearán las pruebas.

- En todo movimiento de prueba hay que mantener el resto del cuerpo suavemente fijado, evitando que cualquier cambio de postura altere la relajación necesaria.

- Cualquier dolor que aparezca en una zona lejana a la examinada deberá ser valorado inmediatamente, sobre todo para diferenciar si somos nosotros los que provocamos el dolor o es que existe un mal aún no diagnosticado.

- No hay que aplicar presión en partes distantes, ya que el efecto de palanca puede ser muy intenso. Si hay que sujetar, lo debemos hacer en la zona más próxima posible.

- Cuando realicemos rotaciones es necesario aislar y fijar adecuadamente el resto del cuerpo.

- Hay que impedir que el paciente fije él mismo su cuerpo en la camilla. Esto provocaría contracciones muy importantes que falsearían las pruebas.

- Debemos valorar la acción de los músculos sinérgicos, especialmente cuando el acortamiento esté llegando al límite. Por ejemplo: cuando flexionamos la cabeza sobre el tronco la última parte del recorrido cuenta con el auxilio de los músculos abdominales.

- Es posible que un movimiento no pueda completarse porque los músculos antagonistas no se estiran lo necesario. El mal no estaría, por tanto, en una carencia de fuerza del agonista sino en una deficiente extensión del antagonista.

- Del mismo modo, no hay que confundir debilidad de un músculo con la incapacidad para extenderlo. Con demasiada frecuencia es una carencia de elasticidad, no de fuerza. Para diferenciarlo bastará con que el masajista realice él mismo la extensión total sin ayuda.

- Hay que tener muy presente en las pruebas de fuerza que cada persona posee su propia potencia. Esto que parece obvio se olvida con demasiada frecuencia y se diagnostica poca potencia muscular a personas perfectamente equilibradas físicamente, solamente por el hecho de que no son capaces de realizar el esfuerzo de la mayoría. Aunque admitimos que niños y mujeres, o ancianos, tienen menos fuerza que un adulto varón, tratamos de considerar a este último grupo por igual, exigiéndoles una potencia estándar.

- Los músculos pueden tener diferentes potencias de fuerza en su recorrido (la mayoría son más potentes en la mitad de su recorrido), y es importante someterlos a diferentes pruebas para diferenciar dónde está la posible atrofia. Cuando lo averigüemos habrá que eliminar primero alguna causa articular.

- Cuando analicemos la potencia de un músculo hay que realizar la resistencia justa que le permita moverse en toda su extensión, sin una presión tan grande que le impidamos moverlo. Así mismo, antes de someterle a resistencia hay que observar cuál es el movimiento natural de ese músculo y tratar de no impedirlo.

- Los dos casos más difíciles de diagnosticar son los niños y los culturistas, al menos en cuanto a potencia muscular se refiere. En los primeros porque su escasa fuerza, gran elasticidad y cuerpo aún en formación nos pueden hacer menospreciar un músculo perfectamente formado y sano. En los segundos, porque su gran fortaleza muscular nos puede hacer considerar como muy potente un músculo totalmente desequilibrado con respecto al resto. En estos deportistas se detectan con frecuencia músculos muy atrofiados que permanecen ocultos, ya que otros mayores están haciendo una misión compensatoria.

SÍNTOMAS A TENER EN CUENTA

Aunque a la consulta de un masajista suelen acudir con más frecuencia personas con dolores que con cualquier otra patología, no excluye que en las pruebas diagnósticas del origen del dolor no aparezcan otras alteraciones que deberíamos tener en cuenta.

Cualquier músculo débil provocará una disminución en la amplitud del movimiento y con ello estaremos sometiendo a las articulaciones involucradas a un trabajo excesivo en un solo sentido. En sentido opuesto, una contractura prolongada, incluso durante semanas, provocará una limitación en el movimiento articular y con ello un desgaste excesivo a una zona concreta de esa articulación, lo que conducirá sin remedio a un desgaste prematuro. Además, un músculo débil permanecerá casi siempre alargado, extendido, mientras que su antagonista, al no encontrar oposición, entrará poco a poco

en una hipertrofia y dificultad para poderse extender. Con el paso del tiempo ello conducirá invariablemente a una deformidad ósea.

Curiosamente, cuando la debilidad es simétrica no aparecen deformaciones. Éste es el caso que se suele observar en modelos femeninas de pasarela, sumamente delgadas y con músculos sin desarrollar, pero que mantienen una uniformidad casi perfecta en su organismo, precisamente porque la debilidad muscular es simétrica.

Sin embargo, esta debilidad muscular no debe mantenerse durante muchos años, ya que de no corregirse aparecerán deformidades por falta de soporte muscular que se oponga a la acción de la gravedad. Hay que tener en cuenta que mantenerse erguido no solamente es un ejercicio de equilibrio, ciertamente interesante en un bípedo, sino que implica mantener en el mismo grado de tensión a los músculos posteriores y anteriores, lo que implica un trabajo muscular constante. Con el tiempo la más guapa de las modelos terminará con una cifosis casi irremediable, así mismo tendrá pies en uve.

Pero la falta de musculación no es el mal que más aqueja a nuestra población occidental, sobre la cual se dice que estamos atrofiando el cuerpo en beneficio de la mente, sino la carencia de elasticidad. Un ejemplo de ello lo tenemos en la imposibilidad de tocar con los dedos de la mano el suelo manteniendo las piernas estiradas. Este defecto está motivado no solamente por la hipertrofia de unos músculos en detrimento de otros, sino por la ausencia casi total de ejercicios de estiramiento cotidianos. La gente acude con frecuencia a salas de musculación en la creencia de que ahí está el secreto de la salud y se olvida de algo tan sencillo como es el estiramiento.

Si ponemos como ejemplo el ejercicio mencionado anteriormente y la imposibilidad de realizarlo, veremos que el primer síntoma de deformación lo encontramos en la rótula, la cual se disloca y sale al exterior al estar demasiado contraídos los músculos posteriores. Por eso es importante que el profesional del masaje haga una exploración que incluya un tacto del sistema muscular, no para averiguar cuáles son los músculos excesivamente distendidos, sino para que investigue cuáles son los que están en contractura continuada, lo cual puede indicar que no se les somete a estiramientos frecuentes. Una persona con expresión tensa, tirante o rígida, puede hacernos pensar que la solución implica un masaje que "le suelte" los músculos, cuando lo más sensato sería una tabla de estiramientos.

Pero el cuerpo humano es ciertamente una máquina perfecta y tiene numerosos sistemas compensatorios para suplir la mayoría de nuestros errores, dentro de un amplio margen. Por ello nos asombramos cuando personas carentes de la menor capacidad muscular son capaces de realizar la mayoría de las funciones diarias de la misma manera que un deportista. En ese mismo asombro incluyo la capacidad defensiva contra las enfermedades y la longevidad, las cuales poco tienen que ver con un cuerpo guapo y bien formado.

Cualquier hipofunción muscular da lugar a una respuesta compensatoria de nuestro organismo y además de forma inmediata y eficaz. El conjunto homogéneo que es nuestro cuerpo tiene una capacidad tal de adaptación que supera cualquier sistema científico. Por ello, cuando un músculo está paralizado o simplemente débil otros músculos próximos entran en acción más intensa para compensar el déficit y permitir al cuerpo que siga funcionando con efectividad. El único problema, o al menos el más importante, es que se pierde estética, belleza, pero este detalle no es importante para conservar la salud física; el que influya en su equilibrio emocional es algo totalmente individual.

Cualquier alteración en una articulación producirá una respuesta inmediata de los llamados músculos de fijación, los cuales afianzarán el movimiento que queríamos realizar. Existen músculos de este tipo especialmente en la cadera (ayudan al movimiento del muslo), en la espalda (ayudan al movimiento del brazo) y en los abdominales para ayudar a separar la cabeza. Este último ejemplo es muy ilustrativo, ya que nos ayuda a comprender por qué los ancianos, cuando quieren mover la cabeza y no pueden por tener las articulaciones cervicales demasiado rígidas, emplean el movimiento del tronco y así pueden efectuar el movimiento en la dirección deseada. Obviamente es más lento, pero se consigue el fin buscado.

En las exploraciones preliminares de personas mayores debemos buscar estos músculos compensatorios del movimiento, no tanto para trabajar en ellos sino para tratar de volver a restituir a los que están atrofiados en sus funciones propias.

LOS DISCAPACITADOS

Aunque se emplean diferentes terminologías para no herir la susceptibilidad de las personas con problemas físicos, no por ello el problema desaparece o la persona deja de padecerlo. Es como evitar llamar a una persona de raza negra por su color --negro-- y utilizar sustitutos como "hombre de color" o "moreno", cuando todo el mundo sabe que es una persona de raza negra. El que queramos darle un sentido peyorativo a su color dependerá de nuestra educación y respeto, nunca de su origen.

Pues con los discapacitados sucede lo mismo, ya que su estado físico les conduce a una minusvalía que ninguna palabra puede disimular, como tampoco podemos disimular con palabras la gordura "es una persona con sobrepeso", dicen, la fealdad "no es muy agraciado físicamente" o la vejez "tercera edad".

Cuando un masajista se encuentre con una persona con alguna minusvalía física lo primero que debe entender es que esa persona acude a él porque no está contento con su cuerpo o con su destino y quiere luchar por cambiar. Si estuviera satisfecho no acudiría a nadie que le ofreciera la posibilidad de una mejora. Pues basándose en este razonamiento lo que hay que hacer es admitir la realidad y ponerse manos a la obra.

Hay un método bastante generalizado basado en una escala de potencia muscular que consiste en:

Fuerza nula

Cuando ni siquiera se observa contracción en estado de reposo absoluto.

Vestigios de fuerza

Cuando se notan contracciones musculares isométricas, pero no hay ningún desplazamiento.

Fuerza mínima

Existe alguna contractura y un ligero movimiento, pero solamente cuando no se opone a la gravedad. Ejemplo: si dejamos caer los brazos voluntariamente indica un movimiento, pero sin oposición. Otro: si, estando tendidos boca arriba con las rodillas flexionadas, las podemos estirar.

Fuerza regular

Se puede elevar o mover un miembro oponiéndolo a la acción de la gravedad. Ejemplos: ponernos en pie, elevar los brazos, caminar o sentarnos voluntariamente.

Fuerza normal

Además de podernos mover voluntariamente también luchamos contra resistencias adicionales más o menos importantes. Ejemplos: abrir puertas, hacer labores domésticas, mover sillas, escribir, salir a la calle, llevar paquetes pequeños, etc. Éste es el tipo de fuerza habitual en los ancianos.

Fuerza óptima

No hay que confundir con la de los deportistas, sino que nos referimos a la de una persona sana. Lógicamente, una persona discapacitada no entra en esta última clasificación. Es labor del masajista intentar con su trabajo que pase de un estado inicial a otro mejor o superior.

Aunque en la medicina actual esta recuperación parece que está centrada en fisioterapeutas y profesionales del trabajo físico activo, la labor del masajista debe ir unida en paralelo e incluso en muchos casos es aún más importante que los simples movimientos físicos. Hay que tener en cuenta que un masaje no es una terapia placentera sino que libera y estimula todo el sistema muscular u óseo, sin lo cual los ejercicios físicos no se pueden realizar después correctamente. En este sentido hay que luchar contra la costumbre de realizar el masaje después del ejercicio físico como un relax, en lugar de emplearlo como preparación al ejercicio.

NIÑOS Y ADULTOS

Dado que lógicamente los masajes se administran a personas de todas las edades y sexos, aunque con mayor frecuencia en adultos, no hay que olvidar las sensibles diferencias que existen entre los pacientes, especialmente entre niños y adultos. Lo que en un adulto es normal en un niño puede ser imposible de realizar.

He aquí las diferencias más notorias entre niños y adultos:

- Los niños tienen más potencia en los flexores de los pies que los adultos.
- De todos es sabido los reflejos y la gran capacidad a la presión que tienen los dedos de los niños, incluso los recién nacidos, capacidad que se va perdiendo con los anos hasta llegar a atrofiarse por falta de uso, especialmente en las mujeres. Esto afirma aún más la teoría de Darwin y nuestra procedencia de los monos.
- Un niño no puede elevar el tronco ni la cabeza desde una posición supina total.
- Los adolescentes no pueden mantener las piernas elevadas desde una posición de tumbados.
- Los adultos tienen una mayor potencia en los músculos del cuello y en los abdominales.
- Con el paso de los años suelen acusar signos de debilidad los músculos

abdominales anteriores, así como el trapecio, extensores de la espalda, rotadores de la cadera y abductores de la cadera.

DIFERENTES ARTICULACIONES

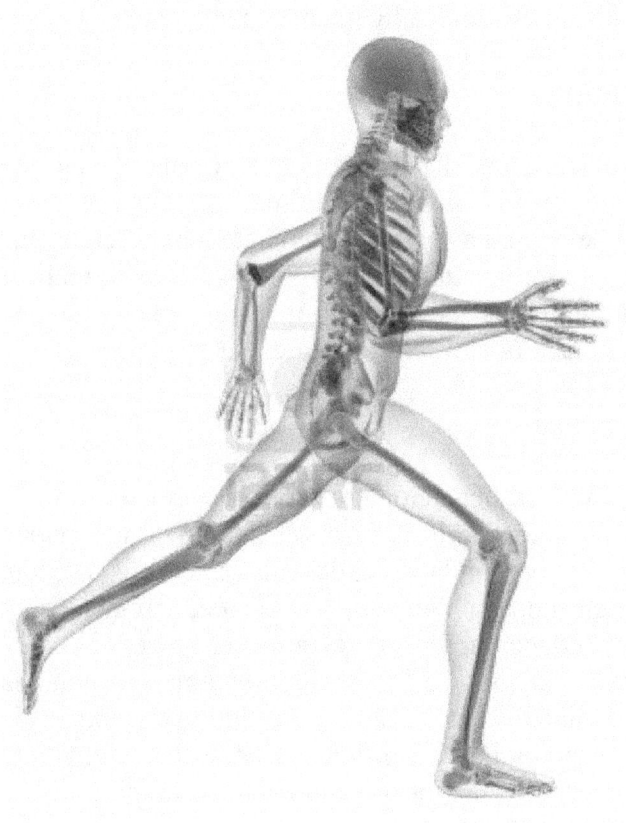

Antes de ponernos a manipular las articulaciones es imprescindible saber cuál es su ángulo máximo de movimiento y la dirección que anatómicamente puede adoptar. Aunque los músculos y tendones se pueden forzar ligeramente, dada su elasticidad, las articulaciones son fijas y no admiten rotaciones ni ángulos para los que no están preparadas. Cualquier dislocación, por pequeña que sea, puede dañarla juntamente con los ligamentos que la unen.

Escápula

Situada entre el húmero y la clavícula al nivel de las costillas segunda y séptima, está unida al tórax y a la columna vertebral mediante los músculos que la proporcionan soporte oblicuo. Puede realizar movimientos de abducción, aducción, rotación, inclinación, elevación y depresión.

Hombro

Es una articulación esferoidal formada por la articulación de la cabeza del húmero y la cavidad de la escápula. Puede moverse en flexión, extensión, abducción, aducción, rotación y circunducción. Cuando alzamos el brazo extendido hacia arriba se hace conjuntamente con la articulación del hombro y la cintura escapular. Si realizamos una extensión del brazo hacia el frente con el codo flexionado aumentará la amplitud en el movimiento.

Codo

Es una articulación en forma de bisagra situada entre el húmero, el cúbito y el radio. Solamente se puede flexionar y extender un máximo de 145°.

Muñeca

Articulación compleja condllea situada entre el radio y el escafoides, semilunar y piramidal. Puede realizar movimientos de flexión (80°), extensión (70°) y circunducción.

Cadera

Es una articulación esferoidal situada entre la pelvis y la cabeza del fémur que puede realizar movimientos de flexión (125°), aunque para ello hay que poner la rodilla en flexión, y extensión? para lo cual hay que poner la rodilla extendida. También realiza movimientos de abducción (45°) y aducción (10°), así como de rotación.

Rodilla

Es una articulación de bisagra modificada situada entre el fémur y la tibia y entre la rótula y el fémur. Realiza movimientos de flexión de hasta 140° cuando la cadera está igualmente flexionada, y de extensión. Hay que evitar en las pruebas la hiperextensión cuando estamos en pie. Cuando queramos comprobar los movimientos de rotación debemos flexionarla, ya que en posición extendida no tiene posibilidad de realizar este movimiento.

Tobillo

Es una articulación en forma de bisagra situada entre la tibia y el astrágalo. Permite movimientos de flexión y extensión.

Columna vertebral

Aunque cada vértebra tiene un movimiento muy reducido, la suma de toda la columna permite una gran amplitud en extensión, flexión, flexión lateral y rotación, salvo las dos primeras que solamente tienen movimientos de flexión y extensión muy limitados y algo de movimiento lateral.

Cuando la columna se flexiona por doblar la cabeza y el tronco hacia delante se produce una convexidad posterior y hace elevar algo la séptima vértebra cervical.

La flexión de la columna a nivel lumbar produce una disminución de la curvatura hasta el punto de aplanarla en esa zona. Cuando llevamos la cabeza y el tronco hacia atrás ~e produce la extensión y con ello una curvatura convexa anterior y el acercamiento del occipital a la séptima vértebra.

Por último, la rotación es muy amplia en la región dorsal, media en la lumbar y de 90° en la región cervical. También se puede rotar el tórax sobre la pelvis.

EL CUERPO IDEAL

No es que pretendamos conseguir ese cuerpo que esté dentro de los cánones de los que se considera normal, ni mucho menos entrar en un terreno tan resbaladizo como es el de la belleza. Lo que se va a analizar ahora es un cuerpo simétricamente equilibrado con el fin de que podamos averiguar cuál es la deformación existente, la debilidad o la hipertrofia, que nos permitirá actuar en aquellas zonas que requieren más ayuda.

Cabeza

Normal: se mantiene recta cuando estamos en equilibrio.
Defecto: rotada hacia uno de los lados, inclinada hacia delante o hacia atrás. Esta última posición, del militar, es anormal.

Hombros

Normal: nivelados entre sí no se desplazan cuando movemos la cabeza hacia los lados. Las escápulas del adulto suelen estar separadas unos diez centímetros.
Defecto: uno de los hombros más levantado que el otro o rotados como las agujas de un reloj. Uno o los dos levantados o inclinados. Los omóplatos demasiado separados o apartados de la caja torácica.

Brazos

Normal: cuando están colgados las manos miran al cuerpo, los codos ligeramente doblados y los antebrazos un poco adelantados.
Defecto: caen rígidos hacia delante o atrás, o están girados de manera que las palmas miran atrás.

Pecho

Normal: ligeramente hacia arriba y adelantado, un término medio entre inspiración y expiración.
Defecto: pecho hundido, o demasiado elevado y con la espalda arqueada. Las costillas sobresalen más de uno de los lados o son muy visibles.

Abdomen

Normal: Suele ser abultado hasta cumplir los diez años; después debe ser plano de forma que no impida ver los genitales cuando estamos en pie.
Defecto: El defecto mayor es cuando la parte inferior es muy prominente y la superior está ligeramente hundida.

Caderas

Normal: niveladas cuando estamos en pie, tanto si las miramos lateral como frontalmente. No obstante, la cadera derecha puede estar ligeramente más alta y sigue siendo normal. Vista lateralmente debe estar alineada con el muslo, las nalgas sin sobresalir, aunque ligeramente hacia abajo.

Defecto: una más alta que la otra, especialmente la izquierda, o una más rotada que la otra.

Columna

Normal: debe tener sus cuatro curvaturas naturales, siendo las del cuello y la parte inferior hacia delante, mientras que la superior de la espalda y la parte sacra hacia atrás; esta última debe ser fija.

Defecto: hay lordosis cuando la parte inferior se arquea hacia delante y escoliosis cuando se inclina hacia uno o ambos lados. La cifosis es una curvatura del cuello aumentada y acompañada de una espalda redondeada por la parte superior y la cabeza hacia delante. En la espalda aplanada hay una inclinación hacia la línea de la pelvis en relación con la parte frontal de las caderas.

Piernas

Normal: deben estar rectas arriba y abajo con las rótulas hacia delante y los pies en posición adecuada. Cuando las miramos de lado no deben estar ni dobladas hacia delante ni hacia atrás.

Defecto: rodillas en vago son cuando se tocan y los pies están muy separados. Rodilla hacia atrás es cuando está hiperextendida. Piernas arqueadas se refiere cuando la pierna se separa mientras mantenemos los pies juntos. Rodilla flexionada es cuando sobresale hacia delante. Las rótulas también están mal cuando se miran entre sí y cuando lo hacen hacia fuera.

Pies

Normal: deben tener su arco formado longitudinalmente cuando estamos en pie, con los dedos ligeramente hacia fuera, paralelos cuando llevamos tacones o caminamos, y cuando corremos el peso nunca debe recaer sobre los talones. Los dedos deben estar rectos y extendidos hacia delante en línea con el pie, ni apretados ni separados.

Defecto: no existe el arco natural debajo del pie, hay callos en la almohadilla (lo que indica un arco defectuoso), el tobillo gira hacia dentro o hacia fuera (esto se puede comprobar mirando el calzado) y los dedos cuando caminamos descalzos o bien se repliegan o se separan.

ALGUNOS EFECTOS POSITIVOS DEL MASAJE

Aunque posteriormente analizaremos cada forma de masaje o al menos los más practicados en el mundo, la principal misión del masaje siempre es curativa, bien sea de afecciones musculares, óseas, estructurales o emocionales, entre otras, y para ello se pone énfasis en hacer circular la energía a través de la sangre, la linfa o los meridianos.

Un masaje terapéutico bien efectuado es siempre un placer para el cuerpo y el espíritu, aunque todavía haya quien piense que debe castigar duramente al paciente con duros y continuados golpes. Si hay dolor, no es un masaje; ésta es una regla de oro tanto para el especialista como para el paciente.

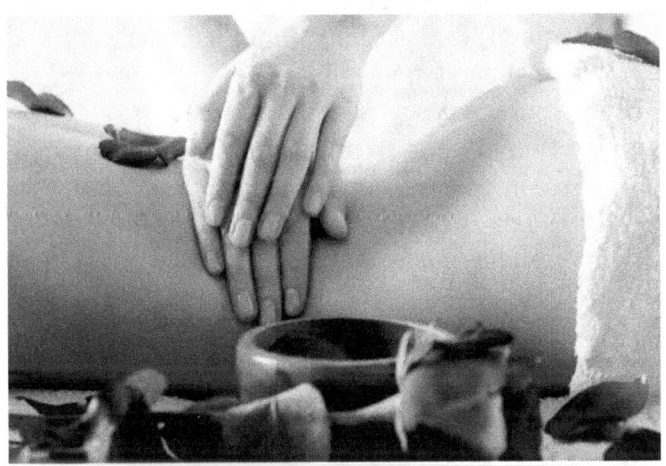

¿Qué podemos esperar de una sesión de masaje?

Independientemente del motivo por el cual hemos solicitado un masaje, hay una serie de beneficios adicionales que se suman a aquellos que reclamamos con más urgencia. De la misma manera que una planta medicinal no solamente beneficia a la zona corporal enferma, sino que ejerce acciones sobre el resto del cuerpo, las manipulaciones proporcionan una serie de cambios que indudablemente nos van a beneficiar.

Éstos son los efectos más notorios:

- Efecto relajante sobre el sistema nervioso, aunque también existe una acción estimulante sobre las terminaciones nerviosas. El paciente tiene tendencia a dormirse durante una sesión, incluso hay quien lo hace involuntariamente, pero al levantarse no se siente pesado sino como si hubiera descansado largamente.
- Proporciona un equilibrio nervioso, momentáneo, que nos ayuda a dormir si estamos alterados o a trabajar si el momento del día es adecuado.
- Dependiendo de la intensidad del masaje, podemos aumentar el efecto en un sentido u otro.
- Posibilidad de estimular y restablecer su función a un nervio lesionado, siempre y cuando no esté interrumpido su flujo.

- Relajación de zonas especialmente tensas y movilización de otras que normalmente permanecen inactivas. Un masaje vigoroso equivale a una sesión de gimnasia pasiva.
- Mejora instantánea de la circulación sanguínea, especialmente venosa. Su efecto es más intenso en las partes corporales distantes del corazón, ya que favorece su retorno.
- Disminución del riesgo de infartos.
- Mejora en la circulación linfática.
- Disminución instantánea del estrés y la tensión nerviosa si lo hacemos a última hora del día.
- Una mejor oxigenación de los tejidos, lo que contribuye a una mejor salud de la piel.
- Intenso efecto de drenaje de las sustancias que se van acumulando poco a poco.
- Efecto local en la disolución de las grasas cutáneas y subcutáneas.
- Limpieza enérgica de la piel.
- Eliminación de toxinas por la piel.
- Mejoramiento de los procesos digestivos, entre ellos el estreñimiento.
- Ayuda para lograr una mayor capacidad de autorreflexión y meditación.
- Disminución de la tensión arterial con los masajes suaves y estimulación de la energía con los vigorosos.
- Efecto diurético.
- Aumento de la capacidad pulmonar y alivio

de las enfermedades respiratorias.

- Acción refleja sobre todo el cuerpo, aunque actuemos sólo sobre una parte. Esto es especialmente intenso cuando se manipulan los pies, manos o espalda.
- Potenciación de los efectos de la acupuntura.
- Aumento de la flexibilidad de los tejidos, especialmente el conjuntivo.
- Efecto derivativo hacia la piel, lo que produce una eliminación de sustancias indeseables internas.
- Regulación del sudor al limpiar las glándulas sudoríficas.
- Posibilidad de absorber a través de la piel aceites esenciales y otras sustancias, salvando así la barrera cutánea.
- Regularización de la carga magnética interna, con potenciación de la carga negativa.
- Mejor función celular en general.
- Potenciación del "aura" corporal, perfectamente visible con los sistemas fotográficos adecuados.
- Mejor integración social y aumento de la capacidad de tocar y ser tocado por otra persona.
- Aumento de la sensibilidad cutánea.
- Mejor coordinación muscular y más capacidad de adaptación al medio.
- Retorno a la mente de nuestros recuerdos infantiles cuando éramos acariciados por

nuestros padres.

- Mejor sensibilidad para captar los valores humanos de las personas.
- Aumento de la sensibilidad sexual.
- Mejor calidad del sueño.
- Un aumento de los glóbulos rojos por la mejor oxigenación.
- Efecto de drenaje y de la circulación linfática.
- Aumento en el volumen de las fibras musculares, dándoles más firmeza, elasticidad y capacidad de contraerse con más fuerza. Hay un aumento en el metabolismo muscular que le capacita para mejores desarrollos musculares en los deportistas.
- Facilidad para eliminar las capas de tejido adiposo, especialmente las depositadas en tejidos profundos, por lo que existen unas condiciones óptimas para adelgazar si se complementa con dieta y ejercicio.
- Impide la atrofia ósea en los pacientes encamados, así como la formación de úlceras por decúbito.
- Los primeros días hay un aumento en la eliminación de orina y sudor, además de un aumento en el peristaltismo intestinal que corrige el estreñimiento.

PATOLOGÍAS ESPECIALMENTE INDICATIVAS DE LOS MASAJES

Las más habituales son las de tipo muscular y articular, especialmente las que cursan con dolor en la espalda, columna vertebral y músculos lumbares. Se mejoran las escoliosis, lordosis y cifosis, las afecciones reumáticas en general, la ciática y sobre todo las hernias discales, aunque en este caso se hace imprescindible complementarlas con tracciones. Mediante los amasamientos en los músculos contraídos, causantes de- las deformaciones y los pellizcamientos en aquellos que tienen falta de tono, podemos poner las bases necesarias para que, junto a una buena reeducación muscular, se corrijan poco a poco las anomalías.

El masaje deportivo es otra piedra fundamental en la construcción de un buen atleta y mediante él se tratan esguinces, distensiones y roturas leves de fibras. Complementado con agua fría o caliente, pomadas antiinflamatorias y ligeros vendajes, se pueden evitar inmovilizaciones que perjudican bastante a causa de la atrofia que se declara. También es de gran utilidad en el postoperatorio para evitar la formación de tejidos sin elasticidad que darán lugar a rigideces irreversibles.

Respecto a la celulitis, y dado que es un problema difícil de resolver de una manera definitiva, el masaje al menos mejora el drenaje linfático y la circulación sanguínea de esa zona afectada. Con ello la piel comienza a tener mejor elasticidad y nutrición, lo que, complementado con la dieta, las cremas específicas y el tratamiento interno basado en plantas medicinales, podemos solucionarlo para una larga temporada.

Hay también otra indicación muy especial y es en las patologías circulatorias graves, como la claudicación intermitente, las flebitis, las secuelas de trombosis y cualquier otra alteración en la circulación arterial. Todas ellas se pueden beneficiar de un tratamiento complementario a la medicación, ya que, entre otros beneficios, se mejora la oxigenación y con ello se evita el envejecimiento precoz y el endurecimiento de la pared arterial

No obstante, estas patologías circulatorias pueden constituir el caso contrario, una contraindicación al masaje, ya que pueden liberar un trombo adherido y producir una embolia. El problema mayor surge porque posiblemente ese trombo se liberará tarde o temprano por sí mismo, dando lugar a complicaciones más o menos graves. En estos casos de riesgo, y cualquier persona mayor de cuarenta años lo tiene, lo mejor es actuar solamente a nivel superficial para no ejercer nunca presión sobre una arteria. Si lo hacemos así, aumentaremos la circulación sanguínea de una manera indirecta y no causaremos problemas posteriores.

DIFERENTES MANERAS DE EFECTUAR UN MASAJE

Básicamente, se puede dar un masaje aplastando, asiendo o presionando, y para ello utilizaremos las yemas de los dedos, el canto de la mano, la palma, la mano en martillo o los nudillos. Entre los orientales es habitual emplear los pies para aplastamientos intensos y en la caricia sexual tiene especial interés el empleo del cuerpo completo.

He aquí algunas de las maneras más frecuentes de manipulación:

Palmoteos o cachetes

Aunque popularizados hace muchos años, lo cierto es que han quedado algo en desuso por considerarse que un masaje debe ser una maniobra placentera y no un castigo. También se denominan con el mismo nombre los golpeteos percutantes efectuados con el canto de la mano, técnica muy tradicional en el Japón. Esta técnica se emplea mucho como mecanismo rápido de relajación muscular, siempre y cuando queramos seguir continuando nuestra jornada laboral o deportiva. Al tratarse de un efecto estimulante el músculo sigue caliente, activo, pero sin las contracturas que le impedía seguir funcionando. También se utiliza el mismo sistema pero empleando los nudillos.

52

Los palmoteos también persiguen la misma finalidad, aunque abarcan mayor zona corporal, ya que emplean la mano entera. Se efectúan igualmente de manera percutante en lugares como el dorso de los brazos y piernas o en zonas de costillas.

Pases

Consisten en, como su nombre indica, pasar la yema de los dedos muy suavemente sobre la piel, siguiendo la dirección de las redes nerviosas, aumentando o disminuyendo la velocidad según el efecto que queramos producir. Estos pases mejoran también la circulación linfática y liberan cargas emocionales escondidas. Tienen un efecto sedante muy importante, son totalmente inocuos y se aplican de manera especial en la cabeza. También se emplean en zonas óseas delicadas como la clavícula, el esternón y las costillas, así como en el pubis, ombligo, palma de las manos y columna vertebral.

Aplastar y empujar

Se logra apoyando el borde interno de la mano y los dedos sobre la zona dolorida. A continuación, moveremos la mano de manera vertical cuando queramos masajear la espalda, el pecho, el abdomen y los miembros. Para la cabeza y el cuello emplearemos los movimientos de empuje similares a cepillar la madera, y los movimientos circulares cuando lo hagamos en el abdomen y los costados.

Asir y mover

Para ello se coge sólidamente la masa muscular o la articulación dolorida y se la mueve, al principio lentamente y después más fuerte.

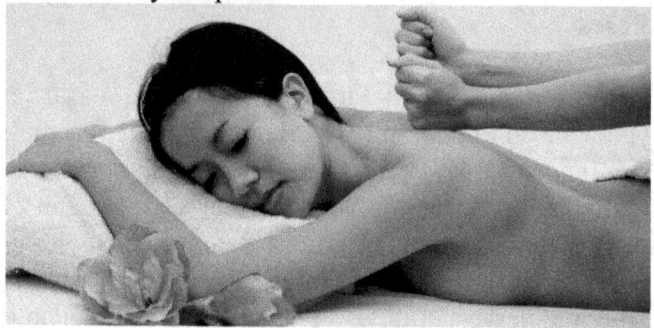

Cuando se trata de una pierna o un brazo se mueven de izquierda a derecha y si es el hombro o la base del cuello se presiona la masa muscular hacia dentro y entonces se mueve. En el caso de que tratemos la espalda hay que mover la parte afectada en el mismo sentido de sus tendones, nunca transversalmente, con el fin de contraerlos y estirarlos en sentido fisiológico.

Por último, cuando se trata de relajar las extremidades hay que agarrarlas por la muñeca o el empeine y sacudirlas rítmicamente, cual si de olas se tratase.

Presionar y punzar

Se utiliza preferentemente la yema del dedo pulgar y se presiona en la zona dolorosa. También se emplea la reflexoterapia, aunque en estos casos se presiona entonces sobre las zonas reflejas, nunca directamente en la zona afectada.

Cuando actuamos directamente sobre la zona dolorida hay que procurar no acentuar el dolor. Las zonas más idóneas son las nalgas, los pies, el cuello, la cabeza y la espalda. Si la presión se hace con la mano es útil para aliviar dolores de estómago y cuando se trata de digitopuntura se pueden utilizar las falanges e incluso el hueso del codo.

Presionar y friccionar

Se utiliza la palma de la mano, el talón de la mano o la extremidad del dedo y se puede aplicar a cualquier parte del cuerpo. Contribuye a eliminar los edemas y congestiones sanguíneas, especialmente aquellos que involucran a la circulación de retorno. Reduce adherencias en los tejidos superficiales.

Presionar y remover

Se emplea el torso de la mano y la última falange del dedo meñique, y se remueve la parte afectada utilizando ambas manos. Se puede aplicar en el cuello, la región lumbar, las nalgas y la espalda.

Reduce las contracturas musculares y libera energías que proporcionan bienestar.

Pellizcar y retorcer

Como su nombre indica, se realiza pellizcando con el pulgar y el índice. En el supuesto de que la acción deba ser más enérgica se puede pellizcar y retorcer. Se efectúa normalmente en extremidades y zonas con mucha piel y poco músculo.

Otras formas igualmente interesantes se efectúan en la nariz o en forma deslizante sobre los costados y en la zona de las costillas de manera similar a las olas del mar. Una forma muy suave es el picar para producir un aumento rápido del calor cutáneo, especialmente en la cara y abdomen.

Golpear y frotar

Son muy variadas las posibilidades de este método de percusión, entre las cuales están: golpear con tres dedos sólidamente unidos, el codo o la rodilla. Con las manos planas golpear de manera similar a cuando aplaudimos, bien sea en la espalda, el pecho o los hombros. También se puede golpear con el canto en los costados o el ombligo, con los dedos curvos en la espalda, con el dorso de la mano en los costados o frotar con la mano cerrada en la espalda.

Friccionar

Tratamos de encontrar zonas profundas en donde existan nudos, los cuales vamos a deshacer con la yema de los dedos o, si son muy profundos, con alguna articulación. Como la técnica puede sacar a la luz algún punto excesivamente sensible debemos actuar con prudencia para no ser bruscos. Una vez localizado el movimiento debe ser circular y vibratorio, evitando presiones lineales.

Existe una fricción superficial que se realiza con los nudillos de los dedos que sin abrasar mejora enérgicamente la superficie cutánea al aumentar su temperatura.

Una y otra pueden ser eficaces para relajar los órganos digestivos, en los dolores dorsales y lumbares, en casos de atrofias y contracturas intensas y en los deportistas como tratamiento después del esfuerzo, ya que evita las agujetas.

Toques

Se aplica la mano sobre zonas concretas como el plexo solar o región apendicular, manteniéndola suavemente apoyada y realizando suavemente un movimiento en sentido de las agujas del reloj. Se retira y se vuelve a repetir empleando un poco más de presión si es necesario.

Torsión

Se efectúa con las dos manos al unísono que giran en sentido opuesto, pero perpendicularmente al músculo que trabajamos.

Roces

Como su nombre indica se trata de rozar suavemente la piel, utilizando solamente las yemas de los dedos de una manera continuada. Esta manipulación se hace sincronizada con la respiración del paciente y sirve para darle un descanso rápido y quitarle tensiones emocionales.

La superficie a tratar debe de ser amplia y se efectúa con una o dos manos, con presión ligera, suave y poco insistente, como si ambas pieles fueran una sola. Constituye normalmente la primera fase del tratamiento y con ella estamos tratando de romper la desconfianza y de iniciar el calentamiento de la piel. También sirve para darnos cuenta de cuáles pueden ser las zonas más importantes para tratar, dónde están las zonas frías y calientes, indicativas de anomalías, así como para detectar tensiones y contracturas.

Mediante los rozamientos el paciente se abandona, se relaja, y nota cómo su energía se distribuye por igual por todo su cuerpo. En esta fase se suele emplear un aceite suave y aromático.

Presión y rozamiento

Es una prolongación de la fase anterior, pero ahora tratamos de empujar la piel en diferentes sentidos, formando
pliegues a medida en que avanzarnos. Así se favorece la irrigación sanguínea más profunda y por ello debemos hacerla siempre en dirección al corazón, siguiendo el orden natural.

Si encontramos zonas dolorosas o nudos, no insistiremos y pasaremos más suavemente sobre ellos, ya que no es misión de esta técnica el corregirlos.
Contribuye en gran medida a proporcionar tono y vigor a las personas, especialmente a las depresivas, aunque en la actualidad se emplea mucho como calentamiento muscular en los deportes, continuando luego con el movimiento articular que proporcione la lubricación adecuada.

Amasamiento

Es uno de los mecanismos claves del masaje y se aplica con toda la mano cogiendo y estrujando cada parte del cuerpo, trabajando en grupos musculares completos. Cuando se emplean ambas manos las sensaciones son más agradables y para ello deberemos alternar continuamente la labor de presionar y soltar.
Aumenta el flujo sanguíneo, estimula el metabolismo muscular y despega las diferentes

capas de la piel, así como también contribuye a eliminar el ácido láctico y las toxinas acumuladas.

Aunque la tendencia habitual es efectuarlo con firmeza, una maniobra muy brusca puede lesionar vasos sanguíneos y tejidos subcutáneos. Se clasifica en tres intensidades: superficial, medio y profundo, con una frecuencia que oscila entre los veinte y los cien movimientos por minuto.

El *amasamiento digital* consiste en utilizar solamente la yema de los dedos para hacer unos pequeños círculos en sentido centrífugo, cuando queramos difuminar molestias, y centrípeto si pretendemos tonificar. Las zonas más adecuadas son la frente, el pelo, las costillas, el esternón y la zona púbica.

El *amasamiento con nudillos* es otra variedad que emplea el nudillo del dedo índice y el pulgar, con el fin de realizar pellizcos de una manera rápida. Se emplea en la espalda, piernas y brazos, en zonas que posean suficiente piel para pellizcar.

El *amasamiento con los dos pulgares* consiste en juntar con ambos pulgares un trozo de piel en lugares en donde sea necesaria una gran precisión, como ocurre en las vértebras cervicales o intercostales.

El *amasamiento de martillo* es una maniobra tradicional en las terapias orientales, consistente en golpear suavemente con el puño cerrado empleando la base carnosa del dedo meñique. El golpe es percutante, no tratando de profundizar, y se emplea en zonas de la espalda y los hombros.

El *amasamiento con el puno* es cerrar el puño y presionar con los nudillos en zonas concretas de la espalda.

Percusión

Se trabaja de manera muy rápida, profundizando muy poco, bien sea a modo de palmada ascendente-descendente o como pequeñas bofetadas rápidas y suaves. Al tratarse de un sistema muy estimulante se empleará en zonas doloridas o dormidas.
Tiene efectos descongestivos y puede ser estimulante o sedante, dependiendo de la zona a tratar. Favorece la capacidad de contracción del músculo.

Golpes

Aquí es frecuente algo de rudeza y se suele emplear el martillo de la mano, la zona carnosa que sigue al dedo meñique, y con el puño cerrado. También es normal golpear con el talón de la mano.

Rodar

Se trata de imprimir un fuerte vaivén a grandes masas musculares con el fin de aliviar rápidamente el dolor o el cansancio. Lo vemos frecuentemente en las competiciones deportivas, aplicado a las pantorrillas. Se considera que aumenta el rendimiento deportivo al permitir al atleta continuar el juego con la misma eficacia. También es frecuente en boxeadores, en este caso en los brazos, lo mismo que en culturistas.

Vibraciones

Como su nombre indica se trata de poner la mano en una zona concreta, preferentemente rica en nervios, e imprimir un rapidísimo movimiento oscilante que saque del sopor a la parte afectada.
Proporciona efectos neurotónicos y un estado grande de satisfacción psíquica. Son fuertemente energizantes, estimulantes, y convienen a los organismos muy debilitados, aunque no tengan dolores. Aunque hay aparatos que simulan perfectamente este efecto vibratorio, no hay nada que pueda sustituir a una mano bien adiestrada.
Lo emplearemos en las disfunciones hepáticas, en el intestino para curar el estreñimiento, en la planta de los pies y de las manos para mejorar el tono vital, así como en las mamas femeninas para disolver quistes benignos.

Teclear

Como si de una máquina de escribir se tratase, podemos "escribir" con la yema de los dedos cualquier zona del cuerpo especialmente sensible,

como pueden ser la cara o la planta de los pies.
Aunque posteriormente se analizará cada zona corporal y la mejor manera de efectuar el masaje, éstos son algunos resúmenes:

- La maniobra de amasamiento y deslizamiento combinados se emplea en el talle, la cintura.

- Los movimientos de cacheteo sobre los glúteos para lograr una estimulación circulatoria profunda.

- Maniobras de deslizamiento profundo en la zona de los uréteres, lo que favorece el drenaje de las vías urinarias.

- Deslizamiento longitudinal desde el muslo hacia la parte superior de las nalgas para favorecer la circulación de retorno profunda y una eliminación de las contracturas de la zona.

-

- Maniobras de deslizamiento circular sobre la pared abdominal en dos tiempos: sedante y estimulante, lo que favorece la evacuación intestinal.

- Movimiento de golpeo que produce una onda vibratoria profunda sobre los glúteos, lo que estimula las fibras musculares.

- Maniobras de alisamiento y vibraciones sobre los gemelos para generar efectos sedantes.

- Maniobra de amasamiento lateral del muslo, lo que favorece la movilización del panículo adiposo de las llamadas "pistoleras".

- Maniobras de pinzamientos profundos sobre los glúteos para estimular los músculos.

UTILIDADES
TERAPÉUTICAS

En el tejido cutáneo, la piel

Hace aflorar la sangre a la piel y con ello mejora su oxigenación y nutrición. Si es vigoroso contribuirá a eliminar las células muertas y con cremas adecuadas haremos una limpieza profunda. En resumen, purifica, limpia y nutre a la piel.

También se ha constatado un aumento en la captación de la luz ultravioleta y con ello un mejor aprovechamiento de la vitamina D, así como una dilatación de los poros que permite respirar mejor y así traducirse en un efecto cosmético muy intenso.

Un poco más en profundidad, en el tejido subcutáneo, se produce una estimulación del tejido linfático, aunque la técnica debe ser mucho más precisa.

Tejido nervioso

Estimula las terminaciones nerviosas y se recupera el sentido del tacto atrofiado. El masaje proporciona una sedación cuando hay excitación y un estímulo cuando existe adormecimiento, por lo que podemos considerarlo como un regulador. El efecto es especialmente importante en aquellas zonas que poseen muchas terminaciones nerviosas, como la cara, las manos y las plantas de los pies, así como en la columna vertebral. En esta zona el efecto es mucho más intenso, ya que habitualmente no podemos darnos masajes en ella, a no ser que contemos con la ayuda de una persona.

Para conseguir que el efecto sea en uno u otro sentido, excitante o relajante, solamente debemos variar el ritmo de aplicación. Aunque parezca mentira, cualquier manipulación sobre los nervios sensitivos que están en la piel influirá en todo nuestro organismo.

Especial interés tiene el tratamiento de las neuralgias, los espasmos musculares, el insomnio, la tensión o la ansiedad, así como la frialdad crónica.

Tejido muscular

Es el efecto más buscado y el más apreciado. No solamente mejora la fatiga de una manera espectacular sino que favorece la contracción y distensión de los músculos, tendones y ligamentos. Hay una disminución del estrés y, por tanto, menos predisposición al infarto, mejor oxigenación de los músculos que ven aumentada la captación de oxígeno, eliminación de sustancias de desecho acumuladas en ellos por la acción de amasamiento y fricción, así como una mejor capacidad respiratoria al liberar a los músculos del tórax y diafragmáticos de contracciones y toxinas.

Sistema digestivo

Hay indudablemente una mejora en las funciones digestivas gracias a un aumento del peristaltismo y la mejor circulación sanguínea a nivel hepático. Este efecto no se nota solamente cuando damos masaje directo en la zona abdominal, sino cuando actuamos sobre las innumerables zonas reflejas situadas en las manos y los pies. Por ello un masaje no será completo si olvidamos las extremidades.

Las enfermedades que más se benefician son la aerofagia, las malas digestiones por problemas nerviosos, la falta de apetito, las estenosis pilóricas, el estreñimiento, las úlceras duodenales y el colon irritable.

Circulación sanguínea

El aumento en la cantidad y velocidad de la sangre es algo que se nota inmediatamente. Al mismo tiempo hay una mejor eliminación del bióxido de carbono y una mejor captación del oxígeno. Esto facilita, además, el recambio hormonal, la movilización de los líquidos intersticiales, la posible liberación de pequeños trombos o acumulaciones de colesterol y un aumento en la elasticidad de la pared venosa.

Podemos mejorar los edemas, las congestiones de los vasos linfáticos, la mala circulación de retomo y con ello las varices.

Sistema articular

Con las manipulaciones adecuadas liberamos a las articulaciones anquilosadas, quitamos calcificaciones, estimulamos la producción de líquido sinovial y restablecemos su movilidad total. Podemos mejorar afecciones como contracciones musculares, atrofias, tendinitis, adherencias postoperatorias, dolores de origen articular, así como lumbalgias, ciática y algunos esguinces.
También tienen especial interés en casos de artrosis, tortícolis y desviaciones de columna en la infancia.

Acción sobre el psiquismo

Nadie duda ya a estas alturas que después de una sesión de masaje las personas salen calmadas y con una gran paz interior, aunque por desgracia el efecto es muy pasajero.
Aunque el contacto corporal apenas existe ya entre personas, salvo en la aproximación sexual, el hecho de que otra persona nos pueda tocar sin reparos cualquier zona corporal, algunas de las cuales solamente las tocó nuestra madre cuando éramos niños, nos hace ser algo más sociables y menos agresivos. Sería como volver a revivir las caricias de nuestros padres.
Su efecto psicológico se traduce en un aumento en la coordinación y por ello mayor habilidad manual, mejor orientación en el espacio, una mejor aptitud para la supervivencia, el despertar de zonas

corporales que antes ni siquiera percibíamos que existían y con ello una mejor utilización del cuerpo, mejor relación social con personas que ya no tienen nuestra edad, sean mayores o niños, facilidad para los intercambios sociales, aumento de la percepción y la conciencia.

En resumen, el masaje nos puede proporcionar una mejor capacidad afectiva, plenitud y mayor sensibilidad hacia la capacidad interior de las personas, sin dejarnos influir tanto por sus logros económicos o sociales.

LA SALA DE MASAJE

Aunque si acudimos a un centro especializado encontraremos un lugar idóneo para recibir un masaje, no siempre es necesario ni deseable. Si analizamos las ventajas y desventajas de acudir a la consulta o pedir que vengan a nuestra casa o centro de trabajo, veremos que existen notables diferencias.

Supongamos que hemos decidido acudir a la consulta, la cual puede estar situada en un domicilio particular (cada vez más frecuentemente) o en un centro en el cual se impartan otras terapias relacionadas con la salud.

Lógicamente en un centro especializado se dispone de todos los elementos adecuados para proporcionar un masaje, además de otros complementarios que suelen ser necesarios.

Si todo es correcto, lo más lógico es que la temperatura que exista en la habitación sea la adecuada, tanto en verano como en invierno. Si desagradable es desnudarse en una habitación fría (los músculos se contraen y es difícil que logren distenderse hasta que entren en calor), también lo es estar en un lugar excesivamente caliente que dará lugar a fuertes sudores en el masajista, incluso en las manos, y a nosotros mismos en el momento en que comencemos a recibir la sesión.

Por ello una temperatura de 25~ en invierno y 20° en verano parece en principio un adecuado término medio tanto para el terapeuta como para el paciente. Si somos nosotros los que vamos a impartir el masaje debemos recordar que nuestro aspecto físico debe ser impecable, bien aseados, con las uñas perfectamente cortadas y con las ropas inmaculadamente limpias. Se hace imprescindible utilizar un desodorante enérgico y disponer de varias camisas o camisetas sustitutorias para el supuesto de que tengamos que dar masajes a otras personas. Y con relación a la temperatura no hay que olvidar que mientras que el terapeuta está vestido y va a realizar un trabajo enérgico y hasta agotador, el paciente estará parcialmente desnudo y el posible calor que recibirá será externo, de fuera adentro. Por ello la temperatura hay que buscarla en función del paciente y su comodidad.

En cuanto a la mesa o lugar donde se apoyará el paciente lo mejor para ambos es la tradicional mesa camilla, debidamente cubierta por un papel de un solo uso ligeramente impermeabilizado. Hay que tener en cuenta que salvo que cambiemos la sábana cada vez que damos un masaje, algo totalmente imprescindible, si empleamos algún tipo de aceite, crema o bálsamo, se manchará de grasa y luego será difícil eliminarla con el lavado.

Por ello lo mejor, tanto por higiene como por comodidad, es emplear manteles de papel como los que se utilizan en los bares, lo que indudablemente será del agrado del paciente.

En el caso de que debamos trabajar sin mesa camilla y lo tengamos que impartir en una cama, deberemos tener en cuenta que el colchón puede que no mantenga el cuerpo debidamente recto y algunos ejercicios no podamos hacerlos con efectividad. Si las circunstancias lo permiten y el masaje no va a ser muy vigoroso, quizá lo mejor sea tumbarle en el suelo poniendo una alfombra y toalla que amortigüe algo la dureza. Esta situación nos obligará a poner un cojín en nuestras rodillas.

En cuanto a la posición del paciente tumbado no siempre es deseable que esté totalmente horizontal y cuando el masaje sea en posición supina no existe ningún inconveniente en que mantenga la cabeza y el tórax ligeramente inclinados hacia delante. Es muy importante, sea cual sea el medio de soporte que adoptemos, que el masajista trabaje con facilidad, comodidad y sin obligarle a que se mantenga reclinado o con la espalda doblada.

La habitación debe estar cerrada o al menos aislada de sonidos y mirones, aunque éstos sean de la familia. Este detalle es importante cuando se dan masajes a los niños, los cuales no son capaces de estarse quietos en presencia de sus padres. Tampoco es lógico infundirles miedo con nuestra sola presencia y antes de aislarnos es necesario ganarnos su confianza y la de sus padres.

La habitación, por tanto, mejor cerrada, con una música suave y suficiente ventilación para que no se perciba el sudor. La conversación entre ambos no suele ser recomendable, ya que mientras uno, el paciente, deberá permanecer relajado y concentrándose solamente en los beneficios recibidos, el terapeuta deberá escuchar los sonidos internos del cuerpo, los de sus propias manos y las manifestaciones de relax o las molestias que puedan darse.

Lo que nadie comenta

Salvo que el masaje se concentre en una sola zona corporal, como los brazos o las pantorrillas, es lógico pensar que el o la paciente van a estar desnudos. Esto que en principio no parece para nadie un inconveniente sí lo es para mucha gente, incluido el masajista. Por lo pronto, la persona debe desnudarse en un lugar solitario y permanecer en la camilla antes que llegue el masajista, salvo que sean dos personas del mismo sexo. Ni una mujer se desnudará libremente delante de un terapeuta, ni un hombre se sentirá totalmente relajado si es una mujer quien le ve desnudarse.

Si bien hay quien habla de la avergüenza al desnudo como un "falso pudor", lo cierto es que el pudor no es falso ni verdadero, ya que existe o no existe, y se impone respetar ambas sensaciones. Para quienes desnudarse y permanecer desnudos delante de otra persona les suponga rubor e incomodidad, lo mejor es taparles con una sábana e ir descubriendo solamente aquellas zonas que se vayan a masajear. El trabajo no queda dificultado y nos aseguramos de respetar los sentimientos de cada uno, especialmente como dijimos antes cuando son personas de diferente sexo.

Otro factor a tener en cuenta es que en muchas ocasiones son los familiares quienes se sienten nerviosos ante la idea de que su pareja esté desnuda en una habitación cerrada, mientras otra persona le toca. Este tipo de incomodidad tiene más difícil solución y, salvo infundir confianza a ambos con nuestra absoluta profesionalidad y honestidad o pedirle que no espere al lado de la puerta, no hay postura intermedia.

Lo que es absolutamente inaceptable para las tres personas involucradas, familiar, enfermo y masajista, es que permanezcan ambos en la misma habitación: ninguno estará relajado.

Este sentido del pudor, de los celos o la desconfianza no es algo raro sino que crece a pasos agigantados, en la misma medida en que surgen noticias de desaprensivos y delincuentes sexuales que en apariencia eran inofensivos. Por ello, antes de acudir a un masajista se imponen ciertos avales dehonestidad, del mismo modo que un terapeuta debe rechazar a aquellas personas cuyo carácter sea problemático desde los primeros momentos. Mejor perder a un paciente que verse involucrado en altercados o denuncias de personas con la mente retorcida.

ACEITES Y ESENCIAS NECESARIAS

Aunque en una gran cantidad de manipulaciones, especialmente las vertebrales, no son necesarios los aceites e incluso son contraproducentes, en los tratamientos que impliquen roce continuado es necesario que la piel esté siempre lubricada, ya que en caso contrario puede dar lugar a escoceduras y dolor.

En el mercado de la cosmética y la herbodietética existen multitud de cremas y lociones adecuadas para dar los masajes deportivos o terapéuticos a las que se puede recurrir cuando busquemos fórmulas experimentadas.

Entre las más utilizadas están:

Arnica

Sus componentes principales son los alcoholes triterpénicos, fitosteroles, carotenos, flavonoides y ácido cafeico. Es un estimulante eficaz del sistema circulatorio, aumenta la tensión arterial, así como un eficaz antiinflamatorio que activa la reabsorción sanguínea en golpes y traumatismos. Se emplea en edemas, hematomas, moratones y caídas en general.

Escina

Es una de las diferentes saponinas contenidas en el castaño de Indias. Sus principales características son: acción antiedematosa y antiinflamatoria, poseyendo así mismo propiedades antiexudativas y antidiuréticas. Ha sido empleada en edemas cerebrales con resultados muy positivos y se observó también su actividad sobre las células macrófagas, las cuales aumentaban su movilidad. Todo ello conduce a una reducción de los procesos inflamatorios, varicosos y edematosos, consiguiéndose también buenos resultados en su aplicación en úlceras varicosas y en los síndromes postrombóticos de las flebitis.

Hamamelis

Sus principales componentes son compuestos polifenólicos, flavonoides, taninos y hamamelitanin. Es hemostático, vasoconstrictor venoso y actúa contra los síntomas circulatorios de la menopausia. Posee además una acción descongestiva, pudiéndose aplicar sobre las contusiones. Se emplea para activar la circulación sin causar irritaciones, por lo que se emplea como venotónico.

Se utiliza, por tanto, en las afecciones del sistema venoso, varices, congestiones venosas, secuelas de flebitis, hemorroides, etc.

Hiedra

Sus componentes más generales son saponinas triterpénicas, fitotocoferoles, rutina, ácido clorogénico, carotenos y ácido cafeico.

Entres sus aplicaciones podríamos considerar como fundamental su efecto en los trastornos celulíticos, presentando así mismo una importante acción vasoconstrictora, analgésica y antiinflamatoria, de ahí que se pueda emplear en las neuritis, dolores reumáticos, estando especialmente indicado en neuralgias. Posee un ligero efecto sedante y calma la irritación del tejido conjuntivo, eliminando la congestión y vasodilatación que se dan en los trastornos celulíticos.

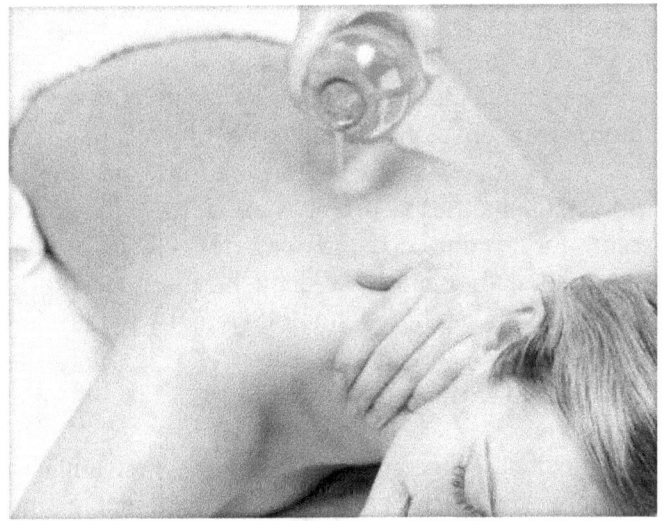

Hiedra

Sus componentes más generales son saponinas triterpénicas, fitotocoferoles, rutina, ácido clorogénico, carotenos y ácido cafeico.
Entres sus aplicaciones podríamos considerar como

fundamental su efecto en los trastornos celulíticos, presentando así mismo una importante acción vasoconstrictora, analgésica y antiinflamatoria, de ahí que se pueda emplear en las neuritis, dolores reumáticos, estando especialmente indicado en neuralgias. Posee un ligero efecto sedante y calma la irritación del tejido conjuntivo, eliminando la congestión y vasodilatación que se dan en los trastornos celulíticos.

Lavanda

Posee propiedades antisépticas y cicatrizantes y es muy eficaz en el tratamiento de los eccemas. Se trata de un estimulante aromático que posee propiedades antiespasmódicas en ciertas afecciones respiratorias como el asma o la gripe.
Entre sus componentes se encuentran el acetato de linalilo alcoholes libres, linalol, coneol y geraniol.

OTROS COMPONENTES

Los aceites esenciales que voy a mencionar a continuación no se deben aplicar directamente sino mezclados con aceite de almendras dulces o algún otro vehículo que sirva para dar masajes. También pueden añadirse a cremas o ungüentos ya elaborados, pero a los cuales queramos añadir alguna acción más.
Antes de nombrarlos quisiera aconsejar especialmente los aceites de hipericón y consuelda,

así como los elaborados a partir de harpagofito, los cuales pueden cubrir la mayoría de las patologías que se vayan a tratar en las sesiones de masajes. Si no se dispone de ellos, los podemos preparar dejando macerar la planta en un aceite durante quince días.

Estas son las principales esencias de las cuales no hay que sobrepasar la dosis recomendada, dos gotas en niños y no más de diez en los adultos, ya que su capacidad de absorción cutánea es muy intensa y pasa al torrente sanguíneo en pocos segundos.

Albahaca

Para dolores de cabeza y como estimulante.

Canela

Es eficaz como afrodisiaco y se emplea en masajes sexuales contra la impotencia. Es estimulante general.

Ciprés
Para tratamiento de varices y reumatismos.

Enebro
Eficaz en reumatismos, como diurético y ligeramente sedante.

Eucalipto
Para despejar vías respiratorias y alivio del asma.

Geranio
Tónico, mala circulación y analgésico.

Lavanda
Ligeramente sedante, jaquecas y lavados de heridas.

Limón
Limpieza de la piel grasa, reumatismos, jaquecas.

Manzanilla
Tranquilizante, neuralgias, piel irritada.

Menta
Estimulante, dolores de cabeza, afrodisíaco.

Pino
Baja la fiebre, diurético y energético.

Romero
Mejora las funciones hepatobiliares, es estimulante y alivia el reuma.

Rosa
Sedante, piel irritada, depresiones.

Salvia
Fatiga, menopausia, hipotensión.
Tomillo
Fatiga, bajas defensas, asma.

¿CONTRAINDICACIONES?

Por supuesto que las hay, e incluso de índole psíquico. Por ello es importante que se conozcan para no causar más daño que bienestar o pensar que el masaje siempre proporciona beneficios. Antes de someternos a una sesión de masaje o impartirla nosotros mismos, debemos tener en cuenta los casos que, en principio, no aconsejan tales terapias.

Enfermedades orgánicas

- Cuando exista un proceso infeccioso.
- En las inflamaciones de origen bacteriano o tumoral.
- En la artritis reumatoide.
- Cuando exista fiebre, enrojecimiento, calor en una zona.
- En las flebitis agudas.
- En casos de tuberculosis, osteomielitis y osteoporosis intensa.
- En las roturas de fibras.
- En casos de traumatismos.
- Cuando existan quemaduras o heridas, especialmente si hay pus.
- Si existe riesgo de hemorragia interna o externa.
- En la amenaza de aborto.
- En el posparto.

●

Contraindicaciones relativas

- En las distensiones de ligamentos.
- Traumatismos deportivos.
- En la gota.
- Cuando existan enfermedades psíquicas importantes.
- En las personas muy debilitadas.
- En los ancianos.
- En las personas que en principio no les gusta ser tocadas.
- En las que tienen un sentido del pudor muy acusado.
- Cuando exista dolor en las manipulaciones sin una causa conocida.
- Durante la menstruación.
- Enfermedades cutáneas.

COMIENZA EL MASAJE

Ya tenemos todo lo necesario para una sesión: la camilla, la habitación confortable, ausencia de ruidos, el masajista adecuado (hombre o mujer), el bálsamo y un paciente esperanzado. El siguiente paso consiste en liberar las posibles tensiones emocionales, ya sean de tipo externo o de intranquilidad personal. Puede que no solamente sea el paciente el que esté nervioso, especialmente en las primeras sesiones, sino que el propio masajista puede estar intranquilo o no sentirse a gusto con el paciente. Este efecto puede durar unos minutos tan sólo o convertirse en un problema y hasta una rechazo hostil hacia el otro.

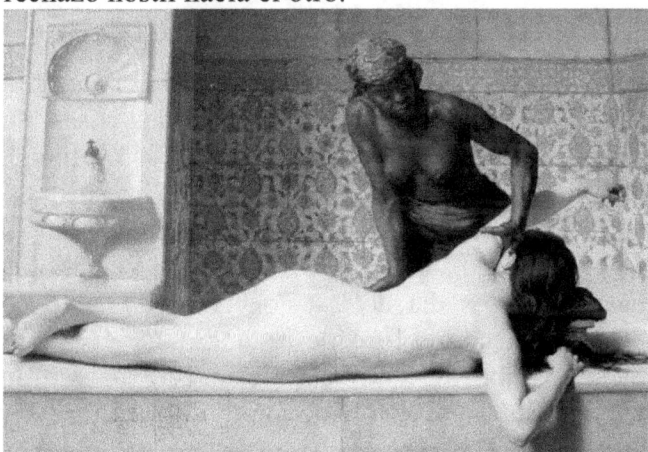

Si logramos romper las desconfianzas y ya estamos ambos relajados, es el momento de empezar por aquellas zonas corporales que previamente hemos definido. No se trata de improvisar sino de tener muy claro lo que queremos lograr con un masaje.

Vamos a analizar zona por zona el tratamiento adecuado:

EXTREMIDADES INFERIORES

Los pies

Parecen la parte menos importante, la más sucia y la menos apreciada por su belleza; sin embargo, en ellos están situados los puntos reflejos más importantes del cuerpo. Cuando la salud general se resiente es en los pies donde debemos actuar en primer lugar y un masaje reflejo adecuado nos alivia casi de inmediato.

Para aquellos que valoran más los masajes en la espalda que en los pies, piensen en dos cosas: en las civilizaciones como la japonesa y la esquimal, para los cuales su mejor ofrenda a los huéspedes e invitados es un masaje en los pies, y en lo placentero que supone meter los pies en agua tibia después de un día de trabajo agotador. Tampoco olviden las costumbres de los judíos de lavar los pies en señal de humildad (Jesucristo lo hizo en varias ocasiones) y lo insoportable que puede ser un día de fiesta si tenemos un zapato que nos mortifica los pies.

Pues si ya ha quedado todo bien claro para dignificar a tan lejana parte corporal, no olvidemos que de ellos depende esencialmente el equilibrio, la regulación de la temperatura cutánea y hasta la majestuosidad al andar.

En los pies podemos efectuar pases suaves, amasamiento digital dedo a dedo, cachetes, tecleos, movilizaciones articulares, vibraciones y estiramientos.

Anomalías que nos podemos encontrar

Pie plano

Se trata del aplastamiento de la bóveda plantar, con lo cual el calcáreo queda a ras del suelo, en lugar de apoyarse en el antepié, el calcáreo y el borde exterior. Como consecuencia de este aplastamiento del pie la longitud total también es mayor, lo que acrecienta la torpeza y una gran dificultad para flexionar los dedos al andar.

Pie talo

Es una permanente flexión dorsal del pie, por lo que la persona se apoya solamente en el talón al estar erecto. No suele ocurrir de manera definitiva.

Pie cavo

Consiste en una bóveda exagerada, lo que suele dar lugar a dedos en forma de gancho. Suele ser habitual en las mujeres que han utilizado zapatos de tacón alto desde jovencitas.

Pie equino

Se apoya solamente en la almohadilla de los dedos, la parte contraria al talón. Suele ser consecuencia de una deformación voluntaria al andar que pretende lograr un porte muy desenvuelto y armonioso.

Pie valgo

Esta deformación aparece como consecuencia de apoyar solamente el borde interno al estar en pie. El desgaste es bien apreciable en los zapatos. Su contrario, el pie varo, se suele provocar por utilizar zapatos demasiado estrechos que obligan a caminar con torsión del pie.

El masaje del pie

1. Con ambos pulgares nos deslizamos por entre los pies hasta el empeine y finalizamos en el tobillo. Para trabajar mejor se agarra el pie con ambas manos y se insiste en el dedo gordo y el segundo dedo, procurando no tocar muy fuerte los laterales, ya que pueden sensibilizar zonas reflejas. También podemos trabajar sujetando con una mano el talón y con la otra hacemos el masaje insistiendo en todas las zonas óseas.
2. Ahora trabajamos los laterales del pie sin

hacer demasiada presión y no insistiendo demasiado en los huesos grandes ni en los tendones.

3. Realizamos una fricción palmar a todo el empeine, sin olvidar hacer lo mismo con el talón.

4. Separamos lentamente cada dedo para recuperar su abertura natural.

5. Estiramos con firmeza cada dedo en sentido frontal.

6. Flexionamos los dedos uno por uno.

7. Moviliza nos después la articulación del tobillo y hacemos que el empeine se estire hacia arriba y abajo. Esta manipulación la podemos hacer indistintamente con el pie en el aire o apoyado en la mesa.

8. Por último, intentamos un masaje en la planta. Curiosamente, serán los masajes superficiales los que pueden dar lugar a las cosquillas. Si ocurre así, presionaremos la planta utilizando el talón de nuestra mano. Si no hay cosquillas conviene liberar los tendones utilizando los pulgares.

Masaje de la parte posterior de las piernas

El efecto más importante es para aumentar la circulación de retorno, vaciar las venas estancadas y aliviar los dolores en pantorrillas.

1. Ponemos al paciente boca abajo y en esta primera fase será conveniente que

apoyemos su empeine sobre una almohadilla. El comienzo lo podemos hacer dando un ligero masaje con la palma de ambas manos a toda la pantorrilla, siempre de abajo arriba, estirando también el tendón de Aquiles.

2. Ahora ponemos el arco de ambas manos en la parte inferior y comenzamos a ascender con una presión variable de menos a más y con velocidad también creciente. Al descender lo hacemos a la inversa.

3. Después realizamos un amasamiento de los mismos músculos en sentido longitudinal, llegando incluso al hueco de la rodilla, el cual tiene unos ligamentos que agradecen especialmente el masaje. No hay que hacerlo en esa zona muy vigorosamente porque pasan las venas muy cerca de la piel y se pueden dañar.

4. Ponemos la pantorrilla elevada, perpendicular al suelo, y realizamos un movimiento de torsión sin olvidar al talón.

5. Con el arco de las manos hacer presión hacia abajo para provocar un flujo de sangre en esa dirección.

6. Con la yema de los dedos presionar en los laterales de las pantorrillas, buscando liberar los tendones.

7. Nuevamente dejar reposar las piernas en el suelo y efectuar un golpeteo superficial a lo largo de la pantorrilla.

Masaje de la parte posterior del muslo

1. A partir de la región poplítea, detrás de la rodilla, se asciende poco a poco tratando de abarcar todo el muslo con ambas manos.
2. Se desciende por los laterales y se masajea con los dedos.
3. Después el masaje es de nuevo con toda la mano.
4. Pasamos ahora a coger pliegues de los músculos sin insistir demasiado en una zona.
5. Ahora realizamos una maniobra de aplastamiento utilizando toda la palma de la mano.
6. Se presiona con una mano la parte superior del muslo mientras con la otra se somete a una vibración al lateral.
7. Hacemos una fricción alternativa en los laterales del muslo.
8. Después hacemos presiones con los pulgares buscando nódulos o zonas endurecidas.
9. Una vez finalizado el masaje propiamente dicho, debemos pasar a los estiramientos. Para ello flexionamos la pantorrilla hacia 1Os glúteos lentamente, tratando de buscar la máxima flexión sin que aparezca dolor. El movimiento debe ser muy lento, tratando de lograr la máxima flexibilidad y sin producir dolor alguno. El retomo a la posición normal debe hacerse igualmente a

la misma velocidad, sin dejar caer bajo ningún concepto a la pierna por sí sola.

10. Otro movimiento de flexibilidad que es recomendable es estirar la pierna hacia atrás, pero totalmente recta. La palanca que realicemos lo haremos tomando como punto de apoyo la rodilla, nunca el pie.

11. El siguiente movimiento será con la pierna nuevamente recogida y la trataremos de llevar así hacia un lado; primero hacia la otra pierna y posteriormente al lado contrario. Siempre con lentitud y sin causar daño alguno. El progreso debe llegar poco a poco.

Los glúteos

No todos los pacientes admiten recibir un masaje en esta zona muscular y antes de iniciar cualquier manipulación es imperativo preguntar y, en el supuesto de recibir una negativa, aunque sea discreta o dubitativa, no insistir y pasar a otra zona menos "conflictiva". Hay que tener en cuenta que muchos pacientes quizá no se atrevan a manifestar su oposición a
recibir masajes en los glúteos y no se opongan si por iniciativa propia los masajeamos. Lo más probable es que éste sea el primer y último masaje que le daremos y hasta es posible que sus comentarios al salir de la consulta sean muy negativos.

Si todo es correcto, así debemos proceder:

1. Maniobra circular de deslizamiento para dar calor y tono muscular.

2. Deslizamiento transversal de toda la masa muscular hacia los lados, utilizando toda la palma de la mano.

3. Movimiento de amasamiento cogiendo partes musculares.

4. Con la yema de los dedos gordos explorar para buscar zonas nudosas y en caso positivo insistir en ellas para disolverlas poco a poco.

5. Cacheteo si hemos encontrado masas endurecidas.

6. Por último, el estiramiento de los glúteos se logra muy bien poniéndole boca arriba y con la pierna flexionada llevarla contra el vientre.

Parte anterior de las piernas

No es la parte más solicitada para recibir un masaje salvo en los deportistas, para los cuales el buen estado del cuadriceps femoral es vital en cualquier deporte que requiera un uso intensivo de las piernas. También son frecuentes en el deporte los problemas de menisco y espinilla, aunque lo más habitual es que recurran a un quiropráctico en lugar de un masajista.

Muslos

Existe una zona especialmente sensible a la cual se le concede poco interés: son los aductores y abductores, esto es, los músculos que realizan la función de abrir o cerrar las piernas. Estos músculos no están sujetos en las personas normales a casi ningún esfuerzo, salvo accidentes, pero en los 7deportistas son una parte corporal muy castigada. Los ejercicios de elasticidad, abundantes en deportes como el baile, las artes marciales o el yoga, pueden lesionarlos si se hacen con dolor o brusquedad, por lo que además del reposo obligatorio se hace necesario un masaje adecuado.

Éste es el orden para los masajes:

1. Primero hacemos un masaje suave con las palmas de las manos para explorar y descubrir durezas, contracciones o dolores ocultos. La parte interna de los muslos es la que se lesiona con más frecuencia en los ejercicios de estiramiento y en ella debemos insistir. Empezando desde la ingle y en sentido transversal llegaremos hasta la rodilla.

2. Una vez localizado perfectamente el

92

músculo, lo volveremos a recorrer pero ahora haremos un movimiento oscilatorio según vamos bajando hasta la rodilla. Para relajar este músculo será necesario separar las piernas y llevar las rodillas hacia fuera, ligeramente flexionadas.

3. El tercer movimiento puede ser alternativo, una y otra mano, como un ligero palmoteo.

4. Después realizarás ya un masaje con toda la palma de las manos, pero con suavidad, ya que la piel en esa zona es especialmente delicada. El aceite es casi imprescindible para que no ocurran abrasiones.

5. Después pasarás a la cara externa, la cual encontrarás bastante más endurecida y muy musculada en relación con la interna. Comienza, por tanto, con un movimiento de vaivén para liberar el músculo.

6. Realiza ahora presiones enérgicas en sentido descendente con los talones de las manos.

7. Finalmente, hay un amasamiento bastante enérgico.

8. Los ejercicios de estiramiento de estos músculos laterales implican llevar la pierna recta hacia la otra, tratando de formar una

equis. Para completarlo puedes hacer el clásico ejercicio de elasticidad consistente en llevar a las pierna en uve, lentamente, con lo cual la sensación de bienestar será intensa.

Rodilla

Sumamente pobre en músculos, pero cruzada y afianzada por varios ligamentos, la rodilla es la articulación más castigada en la mayoría de los deportistas, de la misma manera que las cervicales lo son en los sedentarios. Con un sistema articular complejo, pero que le limita grandemente sus movimientos, la rodilla debe aguantar no solamente el peso del cuerpo, sino el golpeteo de los pies al andar y la acción misma de andar, correr y patear. Con el paso de los años y a pesar de contar con unos cartílagos extraordinarios y una membrana sinovial amplia y hermética, la patología de la rótula es muy frecuente y con ello las limitaciones en el andar y los dolores.
Aunque como ya hemos dicho no es una zona muscular apta para los masajes normales, podemos movilizarla en el sentido adecuado y averiguar dónde está el origen de los problemas.

1. Al tratarse de una articulación muy rica en líquido sinovial, el cual apenas existe después de un reposo prolongado (dormir, por ejemplo), lo primero que deberemos hacer es lubricarla y para ello nada más

fácil que moverla en sentido vertical, de manera similar a como damos una patada. También será conveniente hacer algunos movimientos de rotación, con las piernas juntas, para quitar todas las rigideces que existan.

2. Una vez finalizados los movimientos de flexibilidad, daremos un masaje con toda la mano en todo el recorrido de la rótula para conseguir un aumento de calor, algo difícil ya que no es una zona muy rica en vasos sanguíneos.

LA ESPALDA

No hay zona corporal que más atención solicite de los masajistas que la espalda, desde el cuello a los lumbares, sin olvidar los hombros y haciendo hincapié en la columna.

También es cierto que es la zona preferida para los aficionados, los voluntariosos y para las parejas de enamorados. Todos quieren y se creen capacitados para empujar, presionar, golpear y hasta retorcer tan sufrida parte corporal. Y es que sobre la espalda nos echamos los problemas, nos cargamos los pesos y hasta aguantamos los latigazos que nos da el destino. Todo esto año tras año hasta que un día se empieza a quejar y es posible que los dolores ya no nos abandonen nunca.

Es posible que el problema principal de la espalda

sea que ni la vemos ni la podemos tocar con facilidad. Hasta para lavarnos necesitamos una mano cariñosa o en su defecto un largo cepillo, y no digamos para rascarnos, que ése es otro problema bastante serio.

Como consuelo es bien sabido que la mayoría de los animales tienen el mismo problema y que esta dificultad es una excusa para que una mano amable nos dé un masaje placentero.

Pero a pesar de todo es una zona corporal que aguanta estoicamente fuertes golpes, es muy poco sensible al frío o al calor, tiene una fortaleza tal que aguanta sin problemas todo el peso de la parte superior, incluida la cabeza con su gran movilidad, nos mantiene en equilibrio, protege a zonas tan delicadas como la médula espinal y es capaz de recuperarse totalmente con un buen masaje. En resumen, no hay comparación posible.

Para el masajista es interesante recordarle que su manipulación admite toda clase de tratamientos: masaje, palmoteo, percusión, vibración, golpeteo, etc.

El cuello

Aunque suele ser una zona que duele con frecuencia ("me duelen las cervicales", dicen), el origen del mal casi nunca está centrado allí. Las vértebras cervicales y los músculos que sujetan al cuello, como son el trapecio o el esternocleidomastoideo, duelen cuando otra zona corporal está afectada o en franco desequilibrio.

Por ejemplo: las vértebras cervicales duelen cuando el músculo trapecio está rígido en uno o ambos lados, ocasionando una irritación de los nervios de esa zona que da lugar a confusión, ya que parece que son las vértebras las que duelen.

Otro caso parecido se da al conducir un automóvil largo tiempo, con el cuello ligeramente echado hacia atrás durante muchas horas o cuando tenemos una profesión que nos obliga a mantener la cabeza agachada, bien sea porque escribimos en un teclado o porque tenemos una labor mecánica. En ambas circunstancias obligamos a los músculos que sujetan el cuello a permanecer en tensión durante horas.

Tampoco debemos olvidar que la posición de sentado, en una silla tradicional, descarga todo el peso del tronco en las últimas vértebras de la espalda y que ese esfuerzo se transmite al cuello, inconveniente que se evitaría si utilizásemos una silla que nos permita mantener la cadera más alta que la rodilla. Con ello desplazaríamos el peso hacia los muslos, bastante más capacitados para un trabajo rudo.

Siguiendo con los trabajos que torturan el cuello nos encontramos con los aficionados al footing y los conductores, los cuales a base de un golpeteo continuo, unos en los pies y otros en los glúteos, machacan las cervicales por un simple efecto de percusión. En ambos casos la energía generada en cada golpe se transmite íntegra a la cabeza, donde es absorbida, puesto que no hay otro lugar para expulsarla.

Resumiendo y para simplificar el diagnóstico, antes de ponernos a manipular con entusiasmo las delicadas vértebras cervicales y a tocar los músculos del cuello, hay que averiguar la profesión, afición o deporte del enfermo para tratar de corregir el origen. De nada vale dar un sensacional masaje en el cuello a una persona tímida o miedosa, puesto que nada más salir de la consulta tratará de ocultar sus complejos bajando la cabeza y mirando de reojo a la gente. Este último caso es muy frecuente en adolescentes y..., asómbrense, en delincuentes.

Empezamos así:

1. El occipucio es la primera zona a tratar y en la cual se declaran numerosos dolores, no solamente producidos por problemas articulares sino que también son frecuentes los trastornos vasculares. Para relajarlo adecuadamente quizá sería necesario que]a cabeza colgase fuera de la camilla, ya que de otra manera realizaríamos el masaje a una zona en contracción.

2. Con ambos pulgares haremos un discreto masaje para romper contracturas. Nunca hay que hacer presión fuerte en esa zona.

3. Después realizaremos presiones con la palma de la mano, sin insistir en los huecos.

4. Amasamiento de los músculos en sentido longitudinal, con ligeros pellizcos.

5. Deslizamos ambas manos por los laterales y realizamos fricciones y deslizamientos.

6. Con la yema de los dedos tratamos de liberar posibles agarrotamientos en las vértebras, buscando los posibles puntos dolorosos. Cuando los encontremos será el talón de la mano la zona que hará el masaje.

7. Pon la cabeza lateralmente y realiza un deslizamiento a lo largo del cuello hasta llegar detrás de las orejas.

8. Una forma de distender la nuca es pedirle que mantenga la mandíbula suelta, con la boca semiabierta. Esto es suficiente para que afloje detrás y podamos actuar sobre los nervios del bulbo raquídeo.

9. Finalmente, es el momento de los movimientos de flexibilidad. Primero hacia delante, lentamente, después hacia atrás, para terminar con ligeros movimientos a cada lado, con una pausa cada vez que pasamos por el centro.

Como complemento a los estiramientos podemos realizar unos ejercicios de tracción sumamente importantes. Con el paciente ahora boca arriba y la cabeza apoyada en la camilla nos ponemos detrás de él y le agarramos con una mano la barbilla y con la otra le sujetamos la frente. Tiramos muy lentamente de su cabeza hacia nosotros evitando que su cabeza bascule, con la clara intención de estirarle las vértebras. La maniobra debe realizarse sumamente despacio, pero con firmeza, y cuando comprendamos que estamos en el límite de su flexibilidad aflojaremos la presión con la misma lentitud que hicimos la presión.

Una recomendación importante es no tocar la zona de las carótidas, ya que podemos interrumpir momentáneamente el riego sanguíneo y, cuando menos, producir trastornos y dolores. Pero lo mismo que ocurre en esa zona puede ocurrir en otras y por eso el cuello siempre es una parte a explorar antes de masajear.

La cabeza

Es la gran olvidada en los masajes y sin embargo en ella se reflejan nuestras emociones, nuestros problemas y nuestra salud en general. Zonas como la mandíbula o la frente suelen ser origen de fuertes dolores que agradecerían unas sencillas manipulaciones. Las jaquecas, cefaleas, ojos cansados, bolsa en los párpados, cuero cabelludo hipersensible, sin olvidar la sinusitis y el tabique nasal desviado, son algunos de los ejemplos que aconsejan realizar una adecuada sesión de masaje.

1. Empieza por dar un masaje al pelo y al cuero cabelludo. Realiza unas ligeras tracciones, muy suaves, que provocarán por un acto reflejo el afianzamiento de la raíz. Después, utilizando suavemente la yema de los dedos, haz un masaje por toda la zona donde exista pelo, suavemente, procurando que no se te enrede entre los dedos. Este masaje es sumamente gratificante y causa asombro por lo placentero a quienes lo reciben por primera vez. Puedes aprovechar para incluir algún producto cosmético que favorecerá el crecimiento de un pelo sano.

2. Ahora baja a la frente, empezando con movimientos circulares a ambos lados, muy suaves y superficiales, con el fin de mejorar el riego sanguíneo.

3. Posa la mano sobre la parte frontal de la frente y aprieta ligeramente. Repite la presión varias veces y después realiza una maniobra de deslizamiento sin frotar.

4. Con el paciente que mantiene los ojos cerrados, utiliza el dedo índice para masajear los párpados superiores e inferiores, en un movimiento que simule al frotamiento que hacemos al levantarnos. Si tienes hielo o agua fría cerca, enfríate la

mano con ello y ponla en sus ojos. El alivio será inmediato en los ojos cansados.

5. Ahora es el turno de la nariz, la cual solamente se debe frotar en la zona que corresponde a los ojos, prolongando el masaje hacia el entrecejo. Si tienes aceites esenciales, utiliza una gota de eucalipto en donde están situados los cartílagos, pero no te acerques a los ojos.

6. En las mejillas es muy adecuado pellizcarlas ligeramente, como hacían nuestras abuelas para darlas color sonrosado. Unos ligeros cachetes también las mantienen tersas.

7. En la boca efectúa movimientos rotatorios en la comisura de los labios, una zona que está sometida a grandes tensiones.

8. Las orejas también agradecen un masaje y lo puedes realizar tanto en la parte posterior como en el lóbulo. Evita especialmente introducir los dedos accidentalmente dentro del conducto auditivo ni hacer presión en una oquedad que está justo debajo del lóbulo. Ambos son puntos especialmente sensibles al dolor.

Los hombros

1. Con los brazos a lo largo de los costados, darás un masaje a los hombros en sentido circular y longitudinalmente desde el cuello hasta el nacimiento de los brazos. Es mejor hacerlo simultáneamente con ambas manos, una para cada hombro.

2. Ahora desciende por los flancos con una ligera presión y levanta sus brazos para descubrirlos totalmente, lo que aprovecharás para dar un suave masaje en las axilas y la zona que las rodea.

3. Repite ahora los dos movimientos anteriores pero en sentido ascendente, como si quisieras levantar a la persona. Cambia tus manos de posición, ahora horizontalmente.

4. Es el momento de hacer pellizcos o percusión con la yema de los dedos. La columna todavía no hay que tocarla.

Zona media

1. De nuevo sin tocar la columna, trata de sincronizar la respiración del paciente con el movimiento de las manos. Empuja cuando espire y suelta cuando aspire.

2. Ahora es el momento de palmotear todas las zonas tratadas, tanto los flancos como la cintura.

3. Continúa con ligeros pellizcos y amasamientos.

Lumbares

1. Se comienza por un masaje con la palma, sin presionar con el talón, a fin de averiguar si existen zonas dolorosas.

2. Ahora pon las manos en uve y sin levantarlas de la piel realiza movimientos de vaivén.

3. Las manos estarán situadas paralelamente y el masaje será de arriba abajo, sin levantar las manos.

4. Las dos posiciones de manos anteriores, pero ahora el masaje irá desde los lumbares hasta el cuello.

Finalmente, puedes repasar todas las formas posibles de manipulación que hemos indicado anteriormente y emplearlas en la espalda. El único requisito es que la persona sienta alivio o relajación. El dolor es siempre una señal de que se está haciendo mal, independientemente de que el paciente tenga algún mal. Tu misión es ayudar a eliminar dolores y la creencia de que para curarse hay que sufrir es totalmente errónea.

Algunas maniobras especialmente útiles son realizar movimientos superficiales como si arañásemos a la persona o haciendo pequeños pellizcos a lo largo de toda la piel. Hay quien emplea un cepillo para provocar una limpieza enérgica de la piel de la espalda. Nada que objetar si la sensación es agradable.

LA COLUMNA

Es una zona articular que causa dolores con gran frecuencia, ya que está sometida a esfuerzos y torsiones durante todo el día, e incluso mientras dormimos. El único error es creer que todos los dolores de espalda son atribuibles a la columna vertebral, cuando la realidad es que la mayoría los producen los músculos.

Para un experto manipular las vértebras no supone ningún problema, pero para los principiantes es el sitio más conflictivo, ya que a cada vértebra corresponde un órgano y existen multitud de nervios que parten de ella. Por ello olvídense de presionar con fuerza, meter los nudillos en las vér-tebras doloridas, ni mucho menos pasear con los pies descalzos por encima de la columna como se ve en las películas. Eso puede que resulte muy erótico si tenemos encima a una bella y desnuda masajista, pero la realidad no corresponde a lo que vemos en el cine.

Paradójicamente, junto a la gran prudencia que debe acompañarnos, la columna vertebral permite toda clase de manipulaciones: con la palma, los nudillos, el talón, el codo, mediante presiones, pinzamientos y toda clase de técnicas extrañas. El límite está solamente en la inexperiencia y el dolor.

Diferentes modos de masajes

- Con la palma de la mano longitudinalmente, los dedos hacia el cóccix, realizamos un recorrido suave de arriba a abajo.

- El mismo movimiento, pero ahora hacemos más presión al apoyar la otra mano encima y mientras vamos descendiendo realizamos oscilaciones laterales.

- Presión extrema con el talón de la mano sobre un punto concreto que notemos que está dislocado. No se trata de un golpe sino de aumentar la presión poco a poco en ese sitio.

- Presión con los dedos índice y medio sobre cada canal lateral, comprobando y presionando cada vértebra. Al llegar al cóccix la presión se realizará con la mano. Presionar siguiendo el ritmo de la respiración.

- Ahora son ambos pulgares los que recorren los laterales de la columna, pero la presión se hace hacia el centro. Si en alguna vértebra hay dolor hay que levantar la presión y realizar masaje suave.

- Cuando lleguemos al raquis la presión puede ser mayor y acompañada por los nudillos.

- Entonces se realizará presión con toda la mano sobre las curvaturas naturales de la espalda, abarcando una amplia zona.

- Seguidamente, ponemos todo nuestro antebrazo sobre la espalda y hacemos la presión al unísono. En el caso de que los masajes los realicemos en pareja no dudemos en echarnos encima de la persona y realizar una presión con todo nuestro cuerpo, manteniendo el peso bajo control.

Masajes terapéuticos localizados

Dada la gran cantidad de puntos nerviosos que pasan por la columna podemos hacer un tratamiento muy específico si presionamos así:

1. *Entre la 1ª y la 4ª vértebras cervicales,* para dolores de cabeza, de oído, ojos y vértigos. La tercera vértebra mejora las encías, el corazón y los pulmones.

2. *Entre la 4ª y 5ª vértebras cervicales,* para problemas respiratorios como asma, ahogos. También en el hipo rebelde, la afonía y las hemorragias nasales de repetición.

3. *Entre la 5ª y 7ª vértebras cervicales,* en temblores y otras patologías del sistema nervioso. También ciertas parálisis, ataxias, secuelas de poliomielitis y esclerosis. Con la sexta conseguimos aumentar la temperatura cutánea.

4. *En la 7ª vértebra cervical,* en trastornos cardíacos de los ancianos y tos rebelde. Es una vértebra que permite mejorar también enfermedades gripales e incluso la diabetes.

5. *En la 1ª vértebra dorsal,* para actuar sobre taquicardias o arritmias. Actúa favorablemente sobre el corazón y la visión.

6. *Entre la 2ª y 4ª vértebras dorsales,* para afecciones abdominales y cuando los nervios atacan al estómago. La cuarta estimula el bazo.

7. *Entre la 4ª y 8ª vértebras dorsales,* para mejorar las funciones hepato-biliares, las secreciones pancreáticas y la eliminación de orina.

8. *Entre la 8ª y 12ª vértebras dorsales,* en problemas de orina, cistitis, incontinencia, prostatitis, litiasis renal y edemas. La décima y undécima estimulan la formación de hematíes y tienen acción vasodilatadora.

9. *Entre la 1ª y 4ª vértebras lumbares,* para mejorar las funciones intestinales, en especial el estreñimiento. Evita las hemorragias vaginales y contrae el esfínter urinario.

10. *Entre la 1ª y 5ª vértebras sacras,* como estimulante de las funciones sexuales y los trastornos del recto.

APARATO DIGESTIVO

Aunque por instinto es una zona corporal sobre la cual nos damos continuos masajes y los otorgamos con frecuencia a los niños pequeños, cuando acudimos a un masajista no es ésta precisamente la zona que más solicitamos. Dijo un sabio que solamente notamos que tenemos estómago cuando nos duele y, aunque es cierto que eso mismo ocurre con todo el cuerpo (percibimos lo que es la salud cuando caemos enfermos), no creemos que con un masaje podamos solucionar nuestros problemas digestivos. Solemos confiar más en los medicamentos, en las plantas medicinales o en la dieta, pero no en la habilidad del masajista.

Como prueba de la validez de los masajes, prueben ustedes mismos a presionarse fuertemente el vientre cuando padezcan de gases; verán la rapidez con que los expulsan.

Lo que diferencia el masaje abdominal sobre el resto de los masajes es que en esta ocasión tratamos de actuar sobre los órganos internos, no sobre los músculos. Por ello hay que tener unos conocimientos muy definidos sobre anatomía y fisiología abdominal, si queremos realizar una buena terapia.

No siempre es conveniente realizar los masajes abdominales con el cuerpo estirado y en ocasiones será conveniente recoger parcialmente las piernas para que aumente su volumen.

Precauciones

No caigas en la tentación de hacer un masaje profundo o enérgico solamente por el hecho de que encuentres menos resistencia.

Hay zonas especialmente delicadas, como son la correspondiente al plexo solar (la boca del estómago) y la correspondiente a los ovarios y la hepática; en cualquiera de ellas la prudencia es la norma a seguir.

He aquí un masaje completo:

1. Empieza por la región hipogástrica, el bajo vientre, en donde se puede hacer un masaje

circular en el sentido de las agujas del reloj, lenta y suavemente.

2. Después puedes realizar compresiones en esa misma zona acompañando los movimientos con la respiración, esto es, apretando cuando espire y soltando al inspirar.

3. El ombligo puedes trabajarlo haciendo círculos pequeños con la yema de los dedos.

4. Presiona con las dos manos desde abajo y realiza un movimiento ascendente así, hasta el esternón. Después haces lo mismo hacia abajo.

5. En la zona de la ingles puedes trabajar con la yema de los dedos para liberar tendones o partes duras. No olvides que hay personas sensibles a las cosquillas, lo que implica no insistir.

6. El pubis no se debe tocar, esencialmente porque es una zona sólida y porque puede comprimirse la vejiga y dañarla. De todas maneras, al igual que en otras zonas erógenas, primero hay que asegurarse de que el paciente está dispuesto a ser tocado allí.

7. Puedes sujetar una parte del vientre,

mientras que con la otra movilizas otra zona.

8. La zona de las costillas agradece más los masajes hacia dentro, con suave pero firme presión.

9. En la línea central podemos realizar una presión solamente con la yema de los dedos, en sentido ascendente.

10. Los costados, donde se asientan los "michelines", deben ser objeto de amasamientos más profundos, aunque no más enérgicos. Esto sirve para dar tono y elasticidad a los músculos oblicuos.

11. También puedes pinzar la piel del vientre en toda su extensión, pero igualmente sin profundizar.

12. Cuando se quiera sedar al paciente, especialmente si padece trastornos nerviosos, los clásicos movimientos circulares son muy eficaces si los acompañamos con aceite de valeriana o espliego.

13. Los más expertos hacen profundas incisiones con los dedos en busca de tumores, quistes o adherencias, así como para liberar un colon paralizado o poco

eficaz. Lo hemos visto numerosas veces en los chamanes y parece ser una manipulación muy efectiva.

MASAJES A LOS NIÑOS PEQUEÑOS

No es normal que un niño pequeño, ni mucho menos un recién nacido, reciba una sesión de masaje por un profesional. Parece ser que o bien no los necesita (cosa improbable), o que se piensa que los padres son suficientes para estas labores. Pero si unas personas no son capaces de administrar sabiamente un masaje a un adulto, con menos razón serán aptos para dárselo a un niño pequeño, por mucha voluntad y amor que pongan en ello.

Este capítulo pretende instruir a los padres sobre lo que deben hacer para lograr un bienestar a sus hijos pequeños mediante sencillos y bien administrados masajes. Si aun así no confían en su capacidad, no estaría de más que acudiesen a un profesional para que les instruya adecuadamente.

Éstas son las recomendaciones más importantes:

- No deje nunca de acariciar a sus hijos bajo ningún concepto, ni mucho menos haga caso de esas personas que le aconsejen no mimarles o besarles. Si bien una madre besucona puede resultar hasta desagradable para el niño, especialmente por el fuerte sonido del beso, los besos, acompañados de caricias cuando les visten o les bañan, son parte imprescindible para su desarrollo afectivo. Un niño que no recibe caricias continuamente de sus padres se vuelve huraño y agresivo. La ternura en la niñez y el cariño que reciba le marcará durante toda su vida en uno u otro sentido, estando comprobado que los niños que carecen de afectividad suelen ser los delincuentes del futuro o, cuando menos, resentidos, acomplejados y antisociales.

- La barriguita del recién nacido es la parte que más agradece el masaje continuado, especialmente por su gran volumen y dificultad en digerir todo alimento que no sea la leche materna. En este sentido no hay que olvidar que uno de los mayores problemas se genera por darle agua hervida, la cual con su carencia de sales minerales se hace indigesta. Si el agua del grifo es potable es la mejor, debiendo igualmente evitar esas aguas minerales pobres en sodio, ya que no son adecuadas para los niños. En los masajes abdominales el masaje debe ser una caricia y debe ir acompañado por un poco de aceite vegetal.

- No todos los dolores y malestares del niño deben ser achacados a "gases" y un masaje general permite sacar a la luz el origen del mal, ya que el niño acusará alguna reacción, buena o mala, cuando toquemos la zona dolorida.

- La cuna o la cama no son necesariamente los lugares más adecuados para la sesión de masaje, ya que lo mejor es ponerlos en nuestro regazo y con la cabeza debidamente apoyada en lugar blando. Esta posición también es muy adecuada para jugar o hablar con él.

- Pon la mano encima de su ombligo y realiza un movimiento de vaivén. Después, presiona con tus dedos ligeramente en los costados, evitando hacerle cosquillas. En este sentido hay que advertir que las cosquillas suelen ser desagradables y hasta perjudiciales, ya que la risa es forzada, no voluntaria. Si queremos que se ría juguemos con él.

- Un masaje muy agradable y placentero suele ser el que se da en el pecho, como cuando administramos bálsamos en los catarros. No hay que presionar nunca en el tórax ni en el esternón, solamente pasar la mano.

- Después, ponle boca abajo y dale un masaje en la espalda y glúteos.

- Finalmente, realiza algunos ejercicios de estiramiento y movilidad, haciéndole que participe en ellos.

MASAJE CHINO

EL QIGONG

Unido invariablemente a la teoría oriental sobre el Qi (Chi o Ki, según quien sea el autor), los primeros tratados serios sobre el arte del masaje chino datan de los anos 2205 al 1766 a.C. y se menciona el uso que se daba a las herramientas de labranza, no solamente para la defensa personal, sino también para dar masajes muy específicos. Se empleaban pues las piedras, los huesos y hasta las espinas de los pescados como sondas para curar los dolores y las inflamaciones, en una línea similar al uso de las agujas de acupuntura. No hay que olvidar que, aunque las agujas actuales sean muy delgadas y pulidas, las que existían hace cientos de años eran tremendamente toscas y compararlas con espinas de pescado es perfectamente lógico.

Años más tarde, hacia el 1200 a.C., las agujas eran ya de bronce, mucho más maleable, y se empezaron a elaborar libros de medicina para tratamientos de heridas y traumatismos, no faltando alusiones muy concretas a los masajes y las plantas medicinales como parte esencial del tratamiento. Un famoso libro denominado *Nei Jing,* que va unido a la filosofía Zen, concede al masaje una gran primacía en la curación de las enfermedades y hasta se menciona que se pudo curar así la epilepsia de un gran emperador.

Un legendario médico y experto en artes marciales llamado Hua Toh, antecesor de otra leyenda llamada *Bodhidharma,* popularizó la curación de las enfermedades mezclando la acupuntura y los masajes, incluso como tratamiento efectivo contra personas aparentemente muertas.

Ya en nuestra época cristiana, hacia el año 205, se habla claramente del Qi, una energía que está compuesta por dos canales, el Jing y el Luo, cuyas alteraciones conducen a interferencias en la circulación sanguínea y con ello la enfermedad.

En los siglos posteriores diferentes doctores emplean las manos para realizar masajes curativos de importancia, se enseña el automasaje y ello da lugar a que hubiera más masajistas titulados que acupuntores y herbolarios.

En los años 700 llegan estas técnicas al Japón y anos más tarde se experimenta sobre la reflexoterapia podal para curar enfermedades corporales en general. Se aplica también el masaje en los partos, para acelerar la curación de heridas y fracturas, al mismo tiempo que se dan pautas concretas para no cometer errores. Se dice que el sudor lo puede tener el masajista pero no el paciente, que no se debe simultanear la presión con la frotación y que los niños requieren técnicas especiales. En el libro *Gran compendio de acupuntura y moxibustión* se dan las pautas concretas para mejorar la salud de los niños mediante masajes, apartando el uso de la acupuntura en la infancia.

Existe otro libro titulado *El libro de oro de la medicina,* el cual es un resumen de toda la sabiduría china sobre tratamiento de traumatismos y enfermedades óseas, en el cual se establecen las diferentes maneras de dar masajes, como son: conectar, levantar, empujar, agarrar, presionar o frotar, aunque los niños tuvieron su propio libro titulado *El libro de Tui Na.*

Pero la teoría de los masajes chinos todavía no fue completa hasta la introducción del concepto Qi en la curación de las enfermedades. Este concepto tuvo su mejor desarrollo y estudio justo con el renacer de las artes marciales y especialmente después de la rebelión de los boxes. Anteriormente habían sido los monjes del templo Shaolín, posteriormente exterminados y masacrados, quienes impartieron conjuntamente sus clases de autodefensa y las de curación mediante el masaje Qi. No obstante, y aunque debemos a estos monjes la difusión del sistema en Occidente, ellos lo empleaban de una manera reducida, casi exclusivamente para tratar sus propias lesiones de las luchas, por lo que se perdió parte de la experiencia acumulada en niños y mujeres.

EL QI

La teoría china sobre la energía es muy simple: existen tres fuerzas que son el Universo, la Tierra y el Hombre, siendo la primera la más importante, ya que a través del Universo nos llegan todas las manifestaciones vitales, como pueden ser la luz (solar o lunar) o energía que proviene de los planetas y estrellas. Cualquier alteración meteorológica que ocurra en la Tierra, lo mismo que los llamados desastres naturales (terremotos o volcanes en erupción, por ejemplo), sería solamente adaptación del equilibrio energético celeste. En este sentido no hay que considerar a los desastres naturales como algo perjudicial en la naturaleza sino como beneficioso, aunque las poblaciones humanas afectadas queden diezmadas y seriamente perjudicadas. La naturaleza no cuida al ser humano más que a sí misma y su única finalidad es mantenerse en equilibrio, aunque ello implique arrasar a algunas especies. La teoría Gaia, que afirma que el planeta Tierra es un inmenso ser vivo, se ve confirmada en los desastres naturales.

Por todo esto el Qi es cualquier tipo de fuerza o expresión de energía, entre ellos el magnetismo, el calor, la luz o la electricidad, de igual modo que las acciones humanas están controladas por el mismo Qi, hasta el punto de que las malas acciones se consideran perturbaciones de este equilibrio, aunque en ese individuo exista una gran manifestación de energía.

En la medicina china se da tanta importancia al estado de salud como a la longevidad y por ello se cuida a los ancianos como personas privilegiadas que han sabido mantenerse más tiempo con vida.

La juventud no es considerada, como en Occidente, como un bien, sino como una edad de adaptación muy conflictiva para el individuo. La paz espiritual y la felicidad solamente se logran alcanzar en la vejez, conclusión que está en franca oposición a la occidental, en donde se considera que juventud y belleza son los mayores beneficios del ser humano.

ENERGÍA Y QIGONG

Respecto al mismo concepto de energía, no existe una conclusión todavía universalmente aceptada, ya que para unos sería el calor, para otros la electricidad o la luz (infrarroja o ultra violeta) y para muchos las fuerzas electromagnéticas. En el ser humano todo ello tendría una relación directa con los alimentos y el aire que respiramos. Después habría otra influencia igualmente importante que es la relacionada con nuestra calidad de vida, los pensamientos, sentimientos y actividades.

La palabra Kung-fu, que para la mayoría es solamente sinónimo de arte marcial, viene a indicar cualquier tipo de actividad que requiera un esfuerzo o aprendizaje y tiene el mismo significado que Qigong, término que ha desplazado al anterior para diferenciar la faceta guerrera de la curativa, aunque ambos son lo mismo. Además, el Kung-fu que conocemos trata de desarrollar más el cuerpo que la mente, aunque ambos se estudian, mientras que el Qigong es considerado como una ciencia curativa de la mente y el cuerpo.

Lo cierto es que teniendo en cuenta que en la

naturaleza nada es nuevo y que los cambios universales que se producen ahora se han producido y se seguirán produciendo durante miles de años, es fácil caer en la tentación de averiguar el futuro mediante un sencillo sistema matemático. Si todo está regido por la unión del Qi celeste y terrestre y si las relaciones humanas están influenciadas por ello, quizá podríamos predecir las guerras, enfermedades y el futuro en general. El que hayan existido adivinos y los siga habiendo no es solamente la impaciencia humana por conocer su destino sino la creencia de que en verdad se puede saber con precisión. Si cuando plantamos una semilla sabemos cuál será su evolución y hasta las posibilidades que tiene de desarrollarse adecuadamente, por el mismo razonamiento podemos averiguar los destinos de cada persona o nación.

Si sabemos lo que es el Qi y cómo se desarrolla, es muy factible que también sepamos cómo influir en él para lograr una mejor calidad de vida y curarnos de nuestras enfermedades. Lo importante es ir en el mismo sentido que la naturaleza, copiarla y no tratar de avanzar ni más deprisa ni en otro sentido. Por ello los avances en medicina científica que tan importantes son para Occidente y tanta gloria y dinero proporcionan a sus ejecutantes, son para los orientales un tremendo error, ya que alteran el orden natural de las cosas.

Los seres humanos formamos parte de la naturaleza, no somos una especie especialmente dotada y ni siquiera la especie superior. Somos un eslabón más es el orden universal y solamente el egocentrismo de unos nos ha hecho creer que por el hecho de poder dominar y matar a otras especies somos como dioses. Pero basta un ligero movimiento de la superficie terrestre, un terremoto, una época de sequía o la llegada de un virus, para demostrarnos que todo nuestro poderío no es superior al de los insectos, por poner un ejemplo.

La medicina china quizá no tenga la razón absoluta, a fin de cuentas no es la única medicina, pero no trata de hacer algo para restablecer la salud que no sea copiar a la naturaleza.

Si la enfermedad es consecuencia de un desequilibrio orgánico o mental, se impone restablecer ese equilibrio perdido y para ello utilizan la acupuntura, las hierbas medicinales o la meditación, así como los ejercicios del Qigong. De no existir esta última técnica la medicina china sería una medicina pasiva, similar a la occidental, en la cual el enfermo no hace nada por restablecer su salud y lo deja todo en manos de los terapeutas.

Los canales energéticos

El cuerpo tiene doce canales energéticos principales y ocho vasos por los que circula el Qi. Mediante estos doce canales se distribuye la energía desde las extremidades hasta los órganos internos, esto es, los órganos o sistemas que mantienen en equilibrio la salud. No corresponden por tanto a los órganos que nosotros conocemos, de la misma manera que los ocho vasos no son vasos sanguíneos, sino una especie de depósitos que almacenan las sustancias orgánicas. Cuando estos depósitos están llenos aparece la enfermedad.

Estos sistemas energéticos y de depósito tienen un ciclo muy bien definido, el cual está en relación con la hora del día, los alimentos, el estado de ánimo y hasta con la meteorología. La fuerza o Qi que pasa a través de los canales es muy diferente en cada hora, pero se conoce perfectamente y se sabe qué canal tiene más fuerza en ese momento del día y cuándo, por ejemplo, es más intensa su acción sobre el corazón.

Afortunadamente el cuerpo humano tiene sus propios sistemas de autorregulación y los ocho depósitos tienen como finalidad realizar de manera instantánea y refleja todas las correcciones para que se restablezca de nuevo el equilibrio energético. Cada vez que tenemos una enfermedad existen una serie de alteraciones unidas que no son sino manifestaciones de los esfuerzos que hace el organismo para entrar en equilibrio. De la misma manera que hoy día se considera que suprimir el sudor o la fiebre bruscamente puede generar daños más que beneficios, otras alteraciones, como poca emisión de orina, hambre excesiva, taquicardias o frialdad en las extremidades, serían síntomas de la adaptación que hace el cuerpo para no caer enfermo y nunca síntomas a tratar.

Un terapeuta experto en Qigong no debe menospreciar la influencia del entorno y concentrarse solamente en el cuerpo enfermo, ya que así la curación nunca podría ser total.

Aunque para un estudioso de la medicina química la teoría de los canales energéticos no tenga consistencia (¿dónde están?), lo cierto es que incluso entre los médicos chinos existía la misma interrogante que exigía nuevos experimentos. Mediante la utilización de imanes y electricidad se pudo comprobar que efectivamente esos canales se modificaban, de la misma manera que empleando agujas e introduciendo a través de ellas la corriente eléctrica. También se comprobó que los huesos eran piezoeléctricos, esto es, que cuando se les aplica una presión esta energía mecánica se transforma en energía eléctrica. Según estas demostraciones, tanto los alimentos como el aire inhalado son combustibles que mediante adecuadas reacciones químicas generan electricidad, la cual en su recorrido interno produce la energía que necesitan las células para sobrevivir.

La enfermedad se produciría por anomalías en esa corriente eléctrica y la muerte por el cese total. Del mismo modo la restauración de la enfermedad debería venir por el mismo camino, el restablecimiento adecuado de la corriente eléctrica. De ahí a la teoría que Mary Shelley divulgó en su obra *Frankenstein, el moderno Prometeo* solamente hay un paso.

Algunos investigadores occidentales están también de acuerdo con esta teoría y sus experimentos les han llevado a la conclusión de que una corriente eléctrica adecuada mejora la cicatrización de las heridas y que el magnetismo de baja frecuencia e intensidad es capaz de calmar los dolores. Las células del cuerpo serían las baterías, capaces de almacenar la energía de manera indefinida hasta su muerte.

También quedarían explicadas así las propiedades curativas de miles de sanadores, los cuales se supone que poseen un potencial eléctrico y magnético muy alto, hasta el punto de que son capaces de transmitirlo a una persona enferma. La imposición de manos sería considerada una forma válida y cierta de curación, nada psicológico, y se debería contar con estos curanderos en lugar de perseguirlos y encarcelarlos.

Pero la capacidad de algunas personas de almacenar una gran cantidad de energía nos lleva a la combustión espontánea de algunas personas, posiblemente saturadas de energía eléctrica, al aura energética plenamente demostrada en las personas y que los pintores han reflejado por algún motivo oculto en Jesucristo o Buda, y hasta a la levitación y telequinesia que la ciencia se empeña en despreciar.

Tampoco sabemos nada sobre cómo afectan los campos magnéticos a las personas (hay controversias sobre los cables de alta tensión), ni cómo afectan los campos magnéticos que existen en el Sol y otros planetas.

¿Podemos mejorar nuestra energía interna?

Si bien genéticamente es difícil mejorar el legado de nuestros padres, lo que sí podemos hacer es mantener un elevado nivel de conductividad y baja resistencia, manteniendo un flujo suave. En este sentido la grasa tiene una conductividad baja, por lo que se aconseja adelgazar y relajar la mente para que se abran los canales del Qi. Los condensadores corporales, aquellos que almacenan y liberan la electricidad, serían esos ocho vasos mencionados con anterioridad y que ahora describimos.

Los ocho vasos

La parte principal del sistema de canales lo forman los ocho vasos extraordinarios del Qi y los doce meridianos primarios. La mayoría de estos ocho vasos se ramifican a partir de los doce canales y hacen que circule la energía por todo el cuerpo a través de un complejo sistema de interconexión. De los ocho canales conocidos solamente dos, el Gobernador y el Concepción, se utilizan ampliamente por los expertos, ya que de los otros no se conocen todavía sus propiedades. De todas maneras, actuando especialmente sobre estos dos se consiguen la mayoría de las curaciones, especialmente aquellas en las que han fracasado otras medicinas.

Mientras que los doce meridianos hacen el papel de ríos, los vasos serían el depósito de éstos, teniendo como misión absorber el exceso de Qi y cederlo cuando alguno de los meridianos tiene déficit de energía.

El *Vaso Gobernador,* cuyo recorrido es una línea recta que va desde el cóccix hasta los genitales, pasando por la espina dorsal, el cráneo, la nariz, la boca y el ombligo, es la confluencia de todos los canales Yang a los cuales controla, por lo que podemos afirmar que se puede utilizar para incrementar la energía Yang.

Puertas y uniones

Según la medicina china, Puerta (o Men) es el punto por el cual entra o sale la energía y es esencial para mantener la salud, mencionándose en algunos tratados como cavidad. Se conocen dos tipos, la puerta Qi externa, y la puerta Qi interna, siendo la primera una válvula de escape para liberar exceso de fuego a través de la palma de las manos y la otra un medio de comunicación entre las diferentes partes del cuerpo.

Las principales puertas conocidas son:

Ojos, nariz, oídos y boca

Los ojos son evidentemente una puerta para recibir energía del exterior y que ésta pase al cerebro, pero también es posible transmitirla, como ocurre con ciertas personas que poseen un magnetismo especial en su mirada, con la cual puede intimidar o calmar a otra persona.

La boca es por supuesto la parte esencial para nutrirnos, pero aunque es una parte de absorción de energía también puede expulsar el calor sobrante o desperdicios que nos perjudican. Basta recordar los vómitos, la lengua sucia, el calor que se acumula allí en las enfermedades febriles, los esputos, la tos y por supuesto los sonidos que pueden liberarnos de tensiones. Esos mismos sonidos son capaces de hacer daño y curar, de la misma manera que ya vimos con los ojos.

La nariz es la parte más vital para mantenemos con vida, ya que a través de ella inhalamos el aire, aunque también es un órgano de expulsión de bióxido de carbono. Podemos eliminar mocos, retener partículas del exterior y curarnos mediante la absorción de aceites esenciales u olores.

Los oídos, al contrario que los otros órganos, no se considera que puedan ser puertas de evacuación, aunque la energía sonora que reciben la transforman en energía eléctrica en el cerebro.

La piel

Hay tantos millones de poros que aún no sabemos por qué no han sido sometidos a mayores análisis. Su misión principal conocida es liberar el exceso de Qi acumulado en el organismo, ya sea en forma de calor durante el verano o cerrándose en invierno para evitar que se pierda.

La uretra y el ano

No solamente liberan al cuerpo de sus desperdicios sino que expulsan el exceso de Qi si hay demasiado calor interno.

Por tanto, un exceso de eliminación no debe

constituir una señal de alarma, salvo que sea intenso y prolongado.

Las puntas de los dedos

Existen seis canales de energía conectados a las puntas de los dedos de las manos y otros seis a las de los pies, lo que explicaría que cuando damos un masaje con las manos también estamos cediendo nuestro propio Qi.

Cavidades

Se llaman cavidades a diminutos puntos de gran conductividad eléctrica que sirven para crear senderos desde la superficie de la piel hasta órganos internos. Estos senderos permiten liberar al aire el exceso de Qi y mediante el tratamiento con los dedos, presionándolos o frotándolos, se regula la circulación en los canales del Qi. Las más importantes se encuentran en la palma de las manos y hay dos en la planta de los pies.

Uniones internas

Articulaciones

Son los pasos donde se comunican el Qi y la sangre. Si queda algunas de estas zonas bloqueada, se interrumpe la llegada de energía y llega la enfermedad. Las articulaciones comprenden tres categorías, siendo la primera las uniones espinales que sirven para transmitir los impulsos nerviosos desde el cerebro a todo el cuerpo, la segunda categoría abarca la cabeza, brazos, piernas y el torso, y la tercera que es la que cubre el resto del cuerpo.

Se consideran de especial interés las articulaciones de la mandíbula, muñecas, codos, rodillas, tobillos y las que se encuentran en los dedos.

Arterias y nervios

Cuando un punto de éstos está bloqueado el cerebro se queda sin oxígeno suficiente y muchas células se mueren. Por fortuna podemos actuar sobre ellas a través de las articulaciones. Los nervios principales podemos masajearlos mediante actuaciones en la parte interna de los codos y la parte posterior de la rodilla y las axilas. Al tratarse de puertas de entrada a partes tan delicadas, los masajes hay que aplicarlos con exquisita suavidad.

Uniones de Qi

Las principales están situadas en el perineo, entre el ano y los genitales, y la otra debajo de la nariz, aunque su punto más exacto es en el cielo de la boca algo más difícil de tocar.

EL MASAJE QIGONG

Reglas importantes:

- Habitación tranquila, sin ruido (puede haber música ambiental relajante), con buena ventilación del aire, temperatura cálida en invierno y templada en verano y sin ninguna luz que incida en el paciente. Una luz potente puede hacer que se encuentre demasiado observado, lo que puede dar lugar a incomodidad emocional.

- El paciente puede estar tapado parcialmente si la temperatura así lo requiere o también por respeto a su pudor.
- No hay inconveniente en irle destapando a medida en que el masaje lo requiera. La ropa que pueda llevar será entonces cómoda, holgada y especialmente de fibras naturales, ya que las sintéticas acumulan carga estática.

- El cuerpo del paciente y por supuesto las manos del masajista deben estar limpias y calientes antes de empezar. La mesa debe ser muy cómoda, no totalmente horizontal y a una altura que permita trabajar sin inclinarse.

- Aunque se puede hablar durante los

masajes, es conveniente el silencio para que ambos se concentren en la zona afectada. Esto ayuda a la curación. No obstante, hay ocasiones en que una conversación sobre la salud ayuda a romper la tensión entre ambos. Las conversaciones muy personales, como pueden ser las relativas al precio, la duración del tratamiento, la simpatía de uno u otro o los motivos por los cuales está ahí, deben realizarse antes de entrar.

- El masajista no debe tener ninguna duda sobre el tratamiento a emplear y si la tuviera no debe manifestárselo al paciente.

- En los primeros minutos ya hay que establecer la idiosincrasia del paciente y estar muy atento a cualquier reacción favorable o desfavorable.

- El dolor o las cosquillas están absolutamente prohibidos.

- No hay que insistir en los puntos dolorosos, ni tocar zonas que tengan heridas, quemaduras o arañazos.

- No hay que aplicar demasiada fuerza; mejor es quedarse corto en ella que pasarse. Excesiva presión puede causar daño, poca nunca.

- No tocar en zonas erógenas o que causen malestar a menos que lo soliciten o sea imprescindible para la curación. Hay más denuncias por este motivo que por una mala manipulación.

- Hay que tener en cuenta cualquier sugerencia o comentario del paciente.

TÉCNICAS DE MASAJE QIGONG

Presionar

Se realiza en unión al frotamiento en numerosas ocasiones, aunque lo normal es que constituya una manipulación independiente. Se emplean la punta de los dedos, la palma de la mano, los nudillos, el antebrazo o el codo. También es frecuente emplear la yema del dedo gordo y la del dedo índice. Cuando se emplea la palma de la mano o el antebrazo, incluso utilizando la otra mano para realizar más presión, se hace para conseguir llegar a los riñones, músculos del tronco o espina dorsal.
Con esta técnica se estimula la zona elegida y se aumenta la circulación que irriga esa zona. La presión hay que mantenerla unos segundos y luego aflojarla lentamente.

Frotar

Es la técnica más universalmente extendida y quizá por ello la peor empleada. El error mayor es emplear fuerza, algo que está en contradicción con su finalidad, ya que se persigue relajación mediante un movimiento suave. El frotamiento se dirige con la mente más que con la mano y debe constituir un placer para el paciente.

Los movimientos pueden ser circulares, rectos, hacia el corazón o en sentido inverso, sin que parezca tener una importancia mayor estas variedades. Lo que sí parece ser muy importante es la amplitud del movimiento, ya que si se pretende dispersar algo, como puede ser un hematoma, edema o lesión deportiva, lo mejor es dar un masaje amplio que libere estancamientos y residuos. Por el contrario, cuando se trata de mejorar un órgano se impone en frotamiento muy reducido, en un punto muy pequeño.

El frotamiento no solamente puede efectuarse con la palma de la mano sino que puede ser necesario emplear dos dedos, la yema del dedo pulgar, los nudillos, el talón de la mano o incluso una zona más extensa, como puede ser el antebrazo. En el masaje íntimo entre parejas se emplea normalmente todo el cuerpo, por supuesto desnudos.

El frotamiento no persigue solamente la salud de la piel sino lo que está debajo de la piel, sea la sangre o la linfa. Además, si frotamos al principio o final de un músculo, por ejemplo, en realidad estamos estimulando y actuando sobre todo ese músculo. También hay quien dice que el sentido del frotamiento circular es importante, pero mientras que los occidentales consideramos que los movimientos centrífugos dispersan, en el Qigong se habla de pasar nuestro Qi al paciente. Cuando se actúa en sentido centrípeto pensamos que estamos concentrando, pero el Qigong habla de absorber el Qi del paciente y con ello se facilita la eliminación de los estancamientos sanguíneos.

En la patología deportiva y reumática se emplean mucho los frotamientos con el fin de que afloren a la superficie las acumulaciones sanguíneas y el exceso de Qi o también, si se hace longitudinalmente, conseguimos que se difumine el mal.

Cuando empleemos la falange de un dedo (generalmente el índice), el movimiento circular será muy pequeño y profundo.

Empujar

Es una mezcla entre un movimiento recto y una presión hacia un determinado lugar. Se puede efectuar con la mano, el talón de la mano, la última falange del dedo pulgar o el antebrazo, siendo un complemento de un masaje circular.

Se emplea para desplazar la acumulación de ácido láctico en los músculos, en un claro intento de desplazar las acumulaciones sanguíneas producidas por el ejercicio o los golpes. Lo que se trata de evitar, en suma, es que existan acumulaciones sanguíneas en un punto muy pequeño.

Frotar superficialmente

Se puede considerar como una caricia, una sensación tan superficial y agradable que nos envuelve en un mundo nuevo y placentero. Pero tan agradable es que muchas personas lo pueden interpretar mal y considerar que el masajista está disfrutando con el cuerpo y el masaje. Es curioso que si somos zarandeados y hasta machacados por un masajista no consideremos que se está excediendo y sí lo pensemos cuando el masaje es superficial y sin dolor. No obstante, una ligera explicación de estas caricias antes de realizarlas puede evitar malos entendidos y poder entonces trabajar con tranquilidad, recorriendo con la yema de los dedos todo el cuerpo, insistiendo en los costados y las extremidades.

Estas manipulaciones mueven todo el Qi corporal, no lo concentran en ningún lugar concreto, pero contribuyen a que los estancamientos salgan por las piernas.

Agarrar

No hay que confundirlo con amasar, ya que en este caso solamente agarramos y presionamos sólidamente un músculo con el fin de empujarlo, desplazarlo o ensamblarlo. De esta manera conseguimos colocar articulaciones dislocadas o ayudar a situar una fractura en su lugar correcto antes de inmovilizarla. Obviamente son manipulaciones algo dolorosas y solamente deben estar efectuadas por expertos.

También podemos agarrar una cavidad (las existentes en el codo, mandíbula, etc.) para que la otra mano realice las movilizaciones pertinentes o también para sacudir un músculo agarrotado o que haya tenido un calambre.

Los agarres se efectúan también en los músculos de la pantorrilla, pectorales o antebrazo.

Vibraciones

Como su nombre indica, se trata de hacer vibrar una zona concreta con el fin de aumentar rápidamente la vitalidad de esa zona. Mientras que con un golpe aumentamos el flujo sanguíneo, con la vibración mejoramos el Qi.

Se puede efectuar con la palma de la mano en los músculos del tronco y los muslos, pero no es necesario mantener la mano quieta sino que debe hacer un recorrido arriba y abajo, a lO largo de todo el músculo. Con ello aumentamos la circulación, el Qi y estimulamos la piel, así como mejoramos su nutrición.

Golpear

Aunque normalmente se emplean las puntas de los dedos, también se puede hacer con el martillo o el talón de la mano. Con ello se estimula grandemente la piel y permite que llegue a ella la sangre acumulada.

Levantar

Como su nombre indica, se trata de levantar una zona o al paciente en su totalidad. Coordinado con la respiración nos permite estirar diferentes zonas corporales y con ello mejorar el Qi general.

Los movimientos más habituales consisten en cogerlo por la cintura, estando tumbado boca arriba, y elevarlo para arquearle la espalda. Tumbado boca abajo lo levantamos a la altura de los hombros, arqueándole la cintura y la espalda. En esta posición podemos flexionarle las piernas, el cuello y los pies.

Si está boca arriba realizaremos tracciones en la cabeza, mandíbula y piel de la cara.

Amasar

Se trata de una técnica en la cual cogemos una pequeña porción de la piel para estrujarla o empujarla. No es necesario agarrar los músculos, ya que la zona a tratar es pequeña. Con esta técnica se puede estimular el Qi de la espalda, la parte posterior del cuello, los hombros, los pectorales y la zona interna de brazos y piernas. Hay que evitar convertir el amasamiento en un pellizco.

Tracciones

Es un sistema para efectuar estiramientos en las

articulaciones y tendones. Se emplea mucho en las artes marciales y tiene como finalidad mejorar la condición deportiva, aliviar contracturas y fortalecer los músculos, ya que así están mejor dispuestos para posteriores contracciones. Es habitual hacerlas también para dislocaciones menores que no requieran anestesia.

Sacudir

Ahora pretendemos movilizar una gran zona muscular y para ello ponemos nuestra palma, o las dos, en esa zona y la imprimimos un movimiento lento pero enérgico. Se emplea para aliviar tortícolis o agarrotamientos de grandes músculos.

Cachetes

Se emplean normalmente los dedos y con ello se evita el estancamiento del Qi en la piel. Realizado superficialmente y sin dureza es un gran estímulo energético.

Balancear

Es un movimiento ondulatorio, de vaivén, que permite aplicar posteriormente un masaje más eficaz. Calienta y relaja las articulaciones y extremidades. También se pueden realizar sacudidas cogiendo la mano o el pie y balanceando toda la extremidad.

Abrir

Se trata de realizar fuerzas en sentido opuesto, bien sean con las manos o los pulgares. Si pones las manos a su espalda, presionas y luego las vas separando, habrás realizado primero un estiramiento y después una estimulación. Si pones los dedos en la frente, estiras en dirección opuesta y sueltas, provocarás también una relajación y estimulación simultáneas.

En resumen, puedes estimular cualquier músculo estirándolo y luego soltándolo.

Juntar

Es el movimiento opuesto al anterior y se emplea preferentemente en brazos, piernas y espalda. La finalidad es concentrar y luego dispersar.

Rodar

Como su nombre indica, se trata de simular la acción de un rodillo de masaje, aunque aquí se emplea el dorso de la mano al que se da semivueltas hacia delante y atrás. Como rodillo también se emplean los antebrazos para zonas grandes como la espalda.

Se produce una mayor eliminación del ácido láctico, se aumenta el Qi y la circulación, además de una mejor y mayor sensibilidad en las zonas tratadas.

Flexibilidad

Se trata de mejorar y ampliar los movimientos articulares. Para ello se flexionan las piernas, los brazos, el cuello, las manos, los pies o la cintura. Al soltar hay un efecto de relax y placer muy grandes.

Golpe de sable

Se hace con el canto de la mano, en un movimiento tradicional de los masajistas japoneses. Así conseguimos aumentar el Qi y con ello la fuerza de los músculos profundos. Podemos emplearlo en la espalda, los muslos y las pantorrillas, zonas con grandes músculos que suelen padecer importantes contracciones.

Cargar

Hay que cargar sobre nuestras espaldas al paciente para balancearlo o sacudirlo. Se puede hacer con él boca abajo o boca arriba. Con ello le sometemos a un completo estiramiento de la columna vertebral y estiramiento de los músculos que la sujetan.

Señalamiento

Utilizando uno solo de los dedos se presiona en alguna cavidad no dolorosa, aunque también se emplea para simular las agujas de la acupuntura o los lápices de la reflexoterapia.

Tirar

Sirve para relajar articulaciones anquilosadas o con poca movilidad. Solamente hay que emplearlas en personas de fuerte musculatura y tendones robustos. Se realiza un brusco tirón de la articulación en su sentido natural.

Estiramiento

Consiste en la reducción de una contractura o torcimiento mediante la distensión forzada del músculo afectado. El estiramiento se hace lentamente pero con firmeza hasta que aparezcan las molestias. Se permanece así unos segundos y se afloja la tensión con la misma velocidad que se estiró. No hay que provocar dolor sino alivio.
Este sistema se emplea mucho para estirar los dedos de pies y manos.

Golpear

Se trata de una estimulación enérgica del sistema nervioso mediante golpes controlados con el puño, ni demasiado flojos ni demasiado potentes. Se aplica en zonas dormidas y con poca sensibilidad.

Apretar

Coge una parte concreta y apriétala entre las manos o contra ti mismo. Se emplea en la frente, articulaciones pequeñas o grandes músculos. Nunca sobre costillas, tórax o vientre.

Giros

Se consideran similares a los movimientos de las articulaciones, aunque se aplican preferentemente en el cuello, muñecas y tobillos. Olvida la brusquedad que se suele utilizar y trabaja con suma suavidad. Evitarás lesiones graves.

Vaivén

Pon la mano entera sobre una zona con bastante piel y poco músculo y sin frotar desliza la piel en varios sentidos.
Hay lugares, como la frente, que producen una gran relajación.

Arañar

Hay quien lo considera una forma de peinar la piel. Si empleas la punta de los dedos el efecto será suave pero muy **placentero.** Puedes utilizar igualmente un peine o cepillo y en este caso el efecto será más vigoroso y conseguirás trasladar el Qi de un lugar a otro del cuerpo. Es muy adecuado para estimular la circulación de la cabeza.
Si lo empleas en zonas que correspondan a órganos internos regularás su Qi, y si lo haces con intensidad lo estimularás.

Pinchar

Presiona una cavidad empleando solamente la
punta del dedo índice sin moverlo durante unos
segundos, lo que generará un fuerte estímulo.

Percusión

Se pone una mano en una zona concreta y se golpea
encima de ella con el martillo o el talón de la otra.
El efecto debe ser muy percutante para que se
transmita interiormente en forrna de onda
vibratoria. Bien realizado, se puede emplear para
zonas muy profundas.

CONSIDERACIONES SOBRE LAS PARTES UTILIZADAS

Base de la palma

En su justo centro está una zona denominada Laogong, la cual es una puerta del Qi que podemos emplear para disipar el calor excesivo del corazón. Mediante ella regulamos el exceso de Yang, el cual llega desde el pericardio hasta la palma si estamos enfermos. Cuando nuestro corazón está en buen estado esta puerta del Qi se emplea para la relajación, para regular las emociones del paciente y para predisponerle a los buenos beneficios del masaje. También sirve para salir del estado de debilidad después de una larga enfermedad o inmovilización.

Puntas de los dedos

Con ella penetrarás a zonas muy profundas y estimularás la circulación en los canales principales.
Ten cuidado con esta técnica si aún no eres muy experto porque puedes lesionar algún órgano importante.
Al principio puedes emplear las puntas de los dedos en la muñeca, entre los dedos o en la palma de la mano. Dependiendo de si realizas vibraciones o los dejas quietos, el efecto será estimulante o sedante. Existe otra manera mucho más suave que consiste

en poner simplemente la punta del dedo en una zona refleja y dar un ligero y superficial masaje.

Nudillos

No son un instrumento para la relajación, aunque sí para la curación. Se emplean los nudillos de los dedos índice y corazón para presionar y empujar a lo largo de los canales con el fin de estimular la energía. Si profundizamos más lograremos acceder a zonas más importantes para estimular la circulación. Puedes efectuar en ese momento un movimiento vibratorio.

Canto de la mano

Puede suponer un efecto relajante o estimulante, dependiendo de la zona y la intensidad. Si se aplica en músculos doloridos y contraídos supondrá un alivio, pero también se emplea en zonas dormidas para hacer llegar la sangre a la superficie y aumentar su Qi. Tiene un efecto dispersante de la energía y conseguimos que abarque más zonas musculares.

Planta del pie

Se trata de un masaje enérgico empleado por masajistas femeninos en varones de gran corpulencia o peso. Cuando se trata de una persona así es obvio que se necesita una gran fuerza en la mayoría de las técnicas, por lo que ponerse encima de su espalda con los pies descalzos es una buena solución. Se puede emplear en los muslos, la zona alta de la espalda y la cadera.

Antebrazo

Su uso simula un gran rodillo que pasa sobre la piel, lo que acorta el tiempo del masaje. Mediante el antebrazo tratamos zonas muy amplias en muy poco tiempo y además logramos un buen efecto en dispersar la sangre y exceso de Qi.

BENEFICIOS DEL MASAJE QIGONG

Aunque esencialmente el masaje chino Qigong persigue los mismos fines, el alivio o la curación de diversas patologías físicas, su especial concepción del bienestar le hace ser mucho más completo. No solamente pretende mejorar el cuerpo sino que quiere lograr un equilibrio del sistema nervioso y transportar al individuo a un estado de conciencia superior o al menos más completo.

Éstos son los objetivos y beneficios del masaje Qigong:

1. - Aumentar el placer general

Nadie acude a un masajista para sufrir y por ello el fin principal de ello debe ser proporcionar una mezcla de placer físico y psíquico. Mediante las manipulaciones tranquilizamos nuestra mente, nos olvidamos del exterior, nos sentimos cómodos durante las sesiones y nos facilita una gran relajación.

El estímulo tan intenso que se produce en todas las células corporales, activando la circulación y mejorando su oxigenación, hace que el cerebro reciba mucha más información o al menos esté más capacitado para recibirla. Se mantiene por tanto una mejor conexión entre las terminaciones nerviosas de la piel y el cerebro, permitiendo que podamos relajar a voluntad determinadas zonas de nervios.

Al aumentar la sensibilidad de la piel podemos comunicarnos mejor con las demás personas, ya que existe una mejor predisposición a mantener contactos y ser más sociables. A partir de entonces podemos realizar con facilidad ejercicios de meditación y entrar en conversaciones filosóficas que antes no dominábamos, tal es el grado de control de las emociones que logramos.

Hay personas para las cuales el ligero dolor que se siente con algunas manipulaciones les hace ser más humildes y aceptar mejor que la vida tiene sus limitaciones y que al dolor sigue el placer. Es como aquella frase de "después de una noche de tormenta siempre viene un bello amanecer", una estupenda filosofía de vida que nos enseña que los dolores no son eternos y que una vez que pasan debemos ser capaces de valorar los momentos mejores.

La conclusión sobre el masaje Qigong es que el logro del placer que proporciona no está en el beneficio ni la suavidad del tratamiento sino en que nos enseña a valorar mejor la vida y a disfrutar con mayor sabiduría de ella. Es como si alcanzásemos una nueva filosofía, del mismo modo que un monje puede ser feliz con su vida de eternos problemas y privaciones.

2. - Mejorar la circulación sanguínea

Nuestro sistema circulatorio está sometido a grandes problemas, la mayoría de los cuales son aportados consciente o inconscientemente por nosotros mismos. El consumo de alimentos refinados, el abuso de grasas procedentes de animales mamíferos y las prisas en el comer provocan una disminución en la velocidad de la sangre y con ello una mayor facilidad para el estancamiento y los depósitos en las paredes arteriales.

Dormir poco o trasnochar son otras de las causas que provocan estas anomalías sanguíneas, ya que el cuerpo tiene un ritmo biológico que está en conjunción con el sol y la noche. Los ojos reciben a través de los rayos solares su energía y ésta es transmitida directamente al cerebro, no existiendo esta información durante la noche. Por ello las personas que voluntariamente se divierten de noche y duermen por el día, algo habitual en los días de vacaciones, están perjudicando su salud.

Las células sanguíneas necesitan al menos ocho horas de descanso, justo las que dura la noche, y cualquier alteración en ese ritmo producirá una mala calidad de ellas y su muerte prematura. El exceso de trabajo, el poco descanso y la acumulación de ácido láctico en los músculos conduce a una mala circulación sanguínea que ninguna píldora puede arreglar. Los masajes de Qigong no pueden suplir un mal estilo de vida, pero al menos corrigen eficazmente los males mayores y, al estimular el drenaje de la sangre y su velocidad, ayudan a mejorar sensiblemente nuestra salud.

3. - Fortalecer las defensas orgánicas

Cualquier masaje superficial, suave, estimula el drenaje linfático y favorece la eliminación de sustancias indeseables. Actuando sobre los nódulos linfáticos endurecidos podemos aumentar también nuestra capacidad defensiva, no solamente contra infecciones, sino también a las situaciones de estrés. Evitando el estancamiento de la linfa actuamos de manera directa sobre nuestro sistema hormonal y con ello mejora la producción de hormonas.

Se ha comprobado que la hormona del crecimiento, la cual se pensaba que dejaba de producirse al llegar a la madurez ósea, se sigue segregando en pequeñas proporciones hasta la vejez y que de ella depende esencialmente la longevidad. Los experimentos en este sentido, practicados en atletas, nos hablan de que mejora el rendimiento muscular y sexual, aunque las autoridades sanitarias han puesto ya freno a su utilización para otros fines que no sean la falta de crecimiento infantil.

El masaje Qigong persigue potenciar la secreción de esta hormona somatrotropa y conservar la glándula pineal activa hasta la vejez.

4. - Mejorar el sistema articular

La parte más importante del sistema óseo es indudablemente la columna vertebral, con sus siete vértebras cervicales, doce dorsales, cinco lumbares, el sacro y el cóccix. Todo el sistema nervioso se ramifica a partir de la médula espinal y llega hasta los órganos internos y las extremidades, lo que deja bien claro la enorme importancia que tienen los masajes aplicados allí.

La medicina china considera que existe allí un vaso esencial, el Vaso de Empuje, el cual está conectado directamente con el cerebro y con los dos vasos mayores denominados Gobernador y Concepción. Mientras que estos tres vasos estén llenos de vida nuestra salud está asegurada, lo mismo que una pro]ongada longevidad. Si la nutrición y el oxígeno de esa zona disminuye toda nuestra salud en general se resiente, hasta el punto que nuestro carácter cambia. Actuando directamente sobre ella o indirectamente sobre los músculos del tronco que la sujetan, mejoramos su función.

De igual modo sabemos que en cada articulación hay una puerta que nos permite intercambiar nuestro interior con el entorno exterior, ya sea para liberar sustancias o admitirlas. Los estancamientos en estas zonas dan lugar a una gran acumulación de sustancias de desecho y con ello las limitaciones en nuestros movimientos y los dolores consecuentes. Por con siguiente, una liberación articular mediante los masajes no solamente nos permite recuperar nuestra capacidad de movimiento sino que contribuye a eliminar las sustancias orgánicas que ya no deben estar en nuestro interior.

5. - Mejorar nuestros órganos internos

Aunque mucha gente es escéptica en cuanto a la capacidad de los masajes para curar o estimular órganos profundos o sin relación directa con los músculos, lo cierto es que solamente pensando en que nos encontrarnos con una unidad orgánica, compuesta por multitud de órganos, llegaremos a la conclusión de que cualquier manipulación tiene que afectar por fuerza a otras partes corporales.

La sabiduría del masaje Qigong es muy alta en este sentido y no solamente analiza las zonas reflejas, sino que es consciente de que todos los órganos internos tienen una conexión directa a través del sistema nervioso, la sangre, la linfa, los vasos y los canales energéticos o meridianos.

Cualquier alteración en nuestra piel, sea beneficiosa o perjudicial, altera o modifica una parte interna. Afortunadamente las conexiones están ya perfectamente definidas después de los miles de años de estudios y experiencias, y no hay lugar para las improvisaciones o los errores.

Los movimientos de las manos del masajista aumentan el Qi en las partes profundas de la piel y desplazando las manos en sentidos concretos podemos llegar a conducir la sangre hasta la zona interna que deseemos. Coordinando las manipulaciones con la respiración y la mente concentrada del paciente, podemos llegar a actuar rápida y eficazmente en cada órgano que deseemos, ya que mientras que el masajista relaja el sistema muscular y corrige los estancamientos de sangre, el paciente con su pensamiento lleva la sangre al lugar deseado y ambos, con la respiración, la movilizan en cada movimiento respiratorio. El diafragma, tan poco utilizado al llegar a la edad adulta, es la parte clave de esta respiración saludable, ya que el fuerte movimiento abdominal que se logra produce un masaje interno muy eficaz.

6.- Tonificar los músculos

Este es el beneficio principal por el cual las personas acuden a un masajista. Sus músculos doloridos, como consecuencia del mal trato diario, necesitan un alivio que no encuentran con los medicamentos. Solamente una mente obtusa, una persona con un sentido de su salud equivocado, le puede hacer creer que el restablecimiento de su enfermedad se logrará con un analgésico. Este tipo de enfermos acaban poco a poco con su salud general deteriorada y su error de vida les llevará a consumir cada vez más medicamentos.
El masaje muscular, aun siendo la puerta de entrada a un mundo más racional, le permitirá aliviarse de otros males, ya que al movilizar los músculos no solamente les quitamos su dolor sino que

movilizamos la grasa subcutánea y con ella mejoramos la circulación, aumentamos la oxigenación superficial e indirectamente en todo el sistema orgánico. También facilitamos la eliminación de sustancias de desecho, tanto por vía digestiva como renal, aumentamos la producción del Qi a través de los canales energéticos que se encuentran dentro de los músculos y retrasamos el envejecimiento.

EL MASAJE QIGONG ZONA POR ZONA

La cabeza

Aunque difíciles de ver y percibir, la cabeza tiene debajo de la piel millares de capilares pequeños, multitud de nervios, músculos importantes y los huesos que protegen los órganos internos. Hay también vasos linfáticos, venas y glándulas de secreción. Está unida al resto del cuerpo por la espina dorsal y diversos grupos musculares.

Es la pieza clave en el organismo humano y en ella se asientan todos los mecanismos que dirigen y controlan el cuerpo físico y mental. Su cerebro necesita mucho más oxígeno que el resto del cuerpo y por tanto es más sensible a la carencia de tan importante gas. Dar un masaje a la cabeza proporciona más oxígeno y con ello no solamente mejoramos su vitalidad sino la de todo el cuerpo.

Del mismo modo, cuando efectuamos un masaje Qigong se abren por completo los canales del Qi y su efecto produce un aumento de la vitalidad celular, retrasándose incluso el envejecimiento. Se mejoran también las facultades psíquicas, las emocionales, los trastornos de la conducta y la salud.

A la cabeza le afectan especialmente los problemas nerviosos, ya que cuando los nervios están contraídos también lo están los músculos y con ellos el aporte sanguíneo, especialmente sensible en la coronilla, siendo ésta la causa principal de la calvicie prematura. Por tanto, y ante una caída del cabello inexplicable, lo primero que hay que hacer es un masaje del cráneo.

La cara, las mejillas, también acusa los trastornos nutritivos y circulatorios, y mediante su estimulación mejoramos igualmente la salud de la nariz y la boca, además de la piel.

La frente es otra zona muy importante donde se acumulan las tensiones emocionales, lo mismo que en los músculos del cuello, tanto laterales como traseros. Un dolor de cabeza intenso es síntoma de exceso de Qi, mientras que los mareos lo son de carencia.

Puntos a tratar

Los puntos o puertas importantes están situados en el entrecejo, lo que permite despejar las vías nasales obstruidas. en 1Os laterales del puente nasal (hay que hacer el masaje simultáneo en forma de círculo), y subiendo llegaremos hasta el centro geográfico de la cabeza, para bajar nuevamente hasta la nariz. El masaje debe ser extremadamente suave.

Existe otra cavidad debajo de la nariz, entre ésta y la boca, la cual se utiliza frecuentemente para recuperar a las personas desmayadas. Mediante una fuerte presión vibratoria se estimula enérgicamente todo el organismo y se desbloquea el Qi estancado en la cabeza.

En la zona trasera del cráneo, en los temporales, se asientan unas cavidades muy importantes en las cuales se reflejan todas las tensiones emocionales y son origen de multitud de dolores de cabeza. Un ligero masaje relajará esos músculos y para completarlo efectuaremos un masaje hacia arriba y hacia abajo, para terminar llegando hasta la barbilla.

Lateralmente encontramos otros puntos debajo del pabellón de las orejas por donde baja una arteria vital que suele quedar oprimida en momentos de tensión. Esto produce una disminución del riego sanguíneo que puede repercutir incluso en el corazón.

En las zonas laterales de los oídos, arriba y abajo, están otras arterias también importantes, cuyo déficit se suele demostrar con la canicie precoz, síntoma de la falta de riego sanguíneo.

También podemos eliminar el estancamiento del Qi actuando sobre la articulación de la mandíbula, con lo cual estimulamos las glándulas parótidas, y en los músculos que sujetan la parte inferior de la cabeza.

Técnica a emplear

El masajista estará situado detrás, mientras que el paciente podrá estar sentado o tumbado.

Se comienza dando un masaje circular al puente de la nariz y después se realizan unos pequeños golpes en la frente y la coronilla, finalizando con un masaje vibratorio en los hombros.

Realiza ahora un masaje en los temporales, después en las mejillas y continúa en la parte delantera del cuello. Después haz un masaje alrededor de los ojos y pon tu mano entera bien caliente, presionándole totalmente los ojos.

Con los dedos presiona delante de las orejas, de arriba abajo, continuando con golpes hacia el cuello. Luego realiza un masaje suave a toda la oreja.

Realiza un masaje en la parte posterior del cuello empezando por la base del cráneo, presiona con los pulgares en los músculos hasta llegar a las vértebras cervicales y da masajes a los hombros.

Finalmente, pon la palma de tu mano encima de su cráneo y realiza un movimiento circular para soltar la piel del cráneo y así hasta llegar a la parte posterior del cuello.

La espalda

Es la parte más tratada por estar situada allí la columna vertebral y una extensa red de nervios que salen de la espina dorsal. Unos se dirigen a las manos, otros a los pies, mientras que otros lo hacen a los órganos internos. Se considera el centro del sistema nervioso y mediante ella se controla todo el cuerpo, corriendo a todo lo largo el llamado Vaso Gobernador y el Vaso de Empuje. Ambos regulan el depósito del Qi mediante seis canales primarios Yang, necesitando todo el sistema nervioso la alimentación bioeléctrica que le suministra, considerándose que es el Qi el responsable del buen funcionamiento de los nervios.

Tal complejidad es sin embargo muy frágil y cualquier alteración en el sistema muscular puede afectar a tan importante red nerviosa. La capacidad de mover esta columna depende totalmente de los músculos del tronco, dos situados frontalmente y dos posteriormente, siendo imprescindible cuando se efectúa masaje en la espalda tratar también la parte anterior y los músculos oblicuos.

En el masaje Qigong hay que tratar de bajar la energía al sacro.

Puntos a tratar

Hay una línea divisoria que marca el final del cuello y da comienzo a los músculos de la espalda y los brazos, situada en el centro del hombro, en donde se encuentra una "puerta" que abre los canales del Qi hacia los brazos, al mismo tiempo que estimula la piel y dilata los poros. Mediante la estimulación de este punto se consigue aliviar los dolores de cabeza y enviar el exceso de Qi a los brazos.

En el centro del omóplato está situada otra cavidad

que estimula el intestino delgado, mientras que a un lado se encuentra otra puerta que afecta muy especialmente al corazón. Si hay estancamiento en esta zona la persona puede morir.

Siguiendo por la espalda y en el lado que coincide con la posición del corazón, encontramos otra cavidad que puede relajar el corazón si la tratamos con suavidad o paralizarlo si lo hacemos con dureza.

Si bajamos un poco más, hacia las últimas vértebras dorsales, encontraremos un lugar muy especial, el cual es considerado la puerta del Qi, ya que a través de ella pasa todo el Qi para concentrarse en el llamado Dan Tian, un lugar donde se almacena el Qi, y que se encuentra en los costados, a medio camino entre la puerta del Qi y el almacén.

Otro punto importante es el sacro, lugar por donde sube el Qi al cerebro y que se considera algo así como un punto de la inmortalidad. Desde el sacro, además, se envía el Qi a las piernas y los pies.

Técnica a emplear

Ahora el paciente está boca abajo, pero para que mantenga la cabeza en línea con la espalda se apoyará la parte superior del tronco en una almohadilla y de esta forma la cabeza queda semicolgando.

Una vez que has conseguido sacar el Qi de la cabeza éste debe seguir su camino hacia el cuello, los brazos y la espalda, y para ello presiona la parte de los hombros más próxima a la cabeza. El Qi seguirá bajando si das masaje con la punta de los dedos y luego presionas con la palma de la mano desde la cabeza hasta la parte inferior de la espalda. Como ya estarás situado prácticamente encima del paciente deberás efectuar una presión en la parte media de la espalda, evitando empujar en las vértebras y coordinando las presiones con la respiración. Empuja cuando suelte el aire y no hagas demasiada fuerza en las personas débiles, ya que les puedes dificultar su respiración.

Utiliza tus pulgares para dar un masaje a ambos lados de la columna vertebral y luego otro un poco más separado, terminando con un masaje de los músculos próximos efectuado con la palma de la mano.

Después pasarás a los costados y previamente golpearás suavemente la espalda, de arriba abajo; así mismo puedes coger trozos de piel y efectuar sacudidas. Un masaje superficial a toda la espalda y los costados, incluidas las axilas, completará el tratamiento.

Si quieres dar también un masaje en los riñones lo harás en el sentido de las agujas del reloj, presionando y aflojando la tensión continuamente. Después empújalos levemente hacia las caderas y los costados.

Las piernas

Los nervios de las piernas van desde la cadera hasta el pie, mientras que las venas principales recorren la cara posterior y la arteria principal baja desde la cadera por la parte posterior del muslo, siempre paralela al nervio principal. En el sacro está situada una puerta por la que pasan hacia las piernas los canales del Qi, mientras que en los pies los nervios y los vasos sanguíneos están ocultos entre los huesos.

Para conseguir una buena relajación de las piernas hay que trabajar primero la parte inferior de la espina dorsal, lo que permite un buen Qi entre cerebro y piernas. En medio están las caderas y una de las puertas principales que permiten una buena irrigación a las piernas. Por ello, no puede existir una buena relajación en las piernas si antes no hemos trabajado y abierto las puertas situadas en el sacro y las caderas.

Puntos a tratar

En las nalgas están los tres puntos que comunican con la cadera y que debemos tratar en primer lugar. Un buen masaje en esa zona asegura un relax en las piernas muy intenso e incluso que llegue hasta los pies. Después seguirás trabajando en el perineo, un punto entre genitales y ano, ya que se considera una cavidad muy importante y la unión de muchos vasos, algunos de ellos que comunican con la espina dorsal y el cerebro. Continúa por los lados exteriores del muslo, el centro posterior y el punto que está detrás de la pantorrilla, tres puertas esenciales para el Qi.

Otros puntos a tratar son el que está cerca de la

rodilla, en el centro del muslo, otro que se encuentra en la parte inferior de la pantorrilla y uno más en la planta de los pies.

Técnica a emplear

Como siempre, se comienza con un suave masaje por toda la zona a tratar, incluida la cintura y la cadera, para bajar hasta la planta de los pies. Para abrir las puertas se da un masaje en las nalgas y la parte superior de las piernas, empujando hacia abajo con un movimiento de cepillado.

Para sacar entonces la sangre acumulada en las piernas emplea el canto de la mano en el sacro, las palmas para presionar las caderas y movimientos circulares centrífugos para derivar hacia arriba la sangre.

Flexiona las piernas para relajar los músculos y presiona hasta la rodilla con la palma de la mano, realiza también círculos y agarra suavemente los músculos posteriores del muslo. No emplees fuerza en esa zona porque es delicada y sobre todo no frotes.

El masaje de las pantorrillas implica mantener los pies en alto. Agarra los músculos y presiona suavemente con las palmas de la mano en un movimiento ascendente. Después continúa con el tobillo, realiza movimientos rotatorios a la articulación, da masaje a la planta empleando los pulgares y finalmente tira de cada dedo del pie para estirarlos.

Pecho y abdomen

En la parte anterior del tronco no hay músculos excesivamente gruesos, aunque sí son grandes y largos. Los músculos del tórax protegen a los pulmones y el corazón, mientras que los del estómago lo hacen con el hígado, la vesícula biliar, el bazo y los intestinos.

Aunque se trata de una zona muy trabajada en los culturistas especialmente pectorales y abdomen, no es una parte corporal que requiera masajes especiales, ya que no suele estar sometida a grandes tensiones. Además el hecho de que allí estén situadas zonas erógenas en la mujer, y de grandes cosquillas (axilas y costados) en ambos sexos, hace que su manipulación requiera ciertas precauciones de índole personal.

En el centro del tronco existe el vaso Concepción que baja por el esternón y mediante el cual podemos actuar en numerosos órganos internos, mientras que en la parte inferior del abdomen tenemos la fuente de energía vital.

Puntos a tratar

En la base de la garganta, justo donde comienza el pecho, existe un punto que comunica con el pecho y la garganta, aunque es una zona muy delicada de tratar.

Encima de los pezones está el punto que corresponde a los riñones, en la parte superior y cerca de la articulación del hombro hay una cavidad conectada con los pulmones y el estómago, mientras que entre ambos pezones hay un punto que regula las funciones del diafragma.

El plexo solar es una zona sensible muy especial que permite transformar el aire y los alimentos en energía, aunque un exceso de ella produce agotamiento.

Continuando hasta debajo de las costillas, delante del hígado, hay dos zonas de tensión que están relacionadas con enfermedades como neuralgias, hepatitis y úlceras duodenales.

Técnica a emplear

Como siempre, se comienza con un cepillado por toda la zona a tratar, evitando como antes hemos dicho las zonas sensibles y erógenas.

Realiza un masaje por la zona del esternón con ligeras presiones y con la yema de los dedos das masaje encima de los pezones, para continuar con las dos manos empujando a lo largo de las costillas, buscando además los espacios entre ellas.

Realiza un movimiento circular desde el pecho al diafragma, frota suavemente los tendones de las axilas y continúa con el abdomen mediante masajes circulares con la palma de la mano. Pide la colaboración del paciente para que respire profundamente con el abdomen y cuando exhale trabaja un cepillado hasta las ingles.

Finalmente, coge la cintura con ambas manos, haz un masaje suave y después tira de él hacia arriba arqueando su espalda.

SHIATSU

EL MÉTODO JAPONÉS

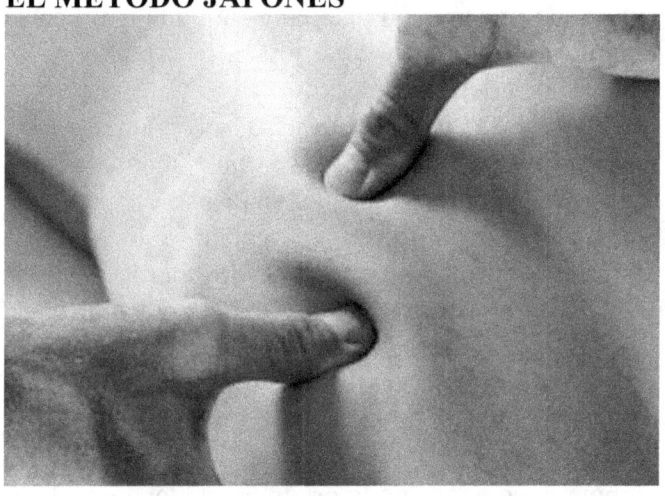

Aunque originariamente el Shiatsu fue la versión japonesa de la acupresión china, y de ahí su nombre que quiere decir "presión digital", con el tiempo ha desarrollado sus propias teorías y técnicas de manipulación. Tan arraigada está en la población nipona que al menos en el Japón ha desplazado a cualquier otra técnica de manipulación o masaje.

Sus orígenes científicos apenas si tienen sesenta años y fueron codificados y estructurados por Tokujiro Namikoshi a partir de enseñanzas milenarias, tanto chinas como japonesas, y mezclando también técnicas de masaje y digitopuntura que se empleaban en el yudo, el kempo y el do-in.

Su idea no es nueva y ya se empleaba en numerosos sistemas de manipulaciones; está basada en liberar la energía bloqueada mediante una adecuada presión con los dedos (aunque también se emplean los codos y las rodillas), en puntos muy concretos y definidos.

El lugar de acción no son propiamente los músculos o los tendones, sino unos puntos denominados tsubos, en los cuales se encuentra la llave para el equilibrio energético o Ki (Qi, en chino). Por tanto sigue vigente hoy día la creencia de que en nuestro organismo existen unos canales, meridianos, por los cuales circula la energía y que ésta puede quedar estancada por exceso, bloqueada o ser insuficiente. Por este motivo y conociendo perfectamente el recorrido de los meridianos y su conexión con cada parte orgánica, podemos realizar curaciones a distancia, sin necesidad de tocar la parte afectada.

Aunque como vemos, y veremos, las diferencias con la medicina occidental son absolutas, no lo son con otros tipos de terapias manipulativas, lo que nos viene a demostrar que no existe un solo modo de restablecer la salud ni una sola teoría que pueda atribuirse a una persona. Pero algo de cierto deben tener cuando han resistido el paso de los tiempos, soportando toda clase de críticas de la medicina química, y aun así siguen plenamente vigentes en nuestros días.

Entre las muchas ventajas del Shiatsu está su

inocuidad, el **que se** pueda aprender en pocos meses, pueda ser efectuado por personas no médicas, incluso por el mismo paciente (la autocuración es factible y en muchas ocasiones deseable), y no existe peligro de saturación o abuso.

EL KI

Los maestros orientales conocían el valor de la relajación y se dieron cuenta de que mediante ciertas técnicas de manipulación podían producir un individuo sobrehumano, al abrir completamente los canales corporales. Este proceso de apertura al Ki venía a través de una instrucción de primera mano.

La idea de que todos los niños nacen con los canales del Ki abiertos parece ser cierta. Dado que el Ki solamente fluye a través de un cuerpo relajado, haciendo que la relajación aumente más aún a medida que pasa, los niños reflejan el curso de la energía recorriendo su cuerpo merced a la flexibilidad de sus miembros y torso.

A medida que los niños crecen y se ven expuestos a influencias externas, sus canales del Ki se cierran hasta llegar a adultos, momento en el cual el nivel del Ki está a nivel del pecho.

El Ki está relacionado con el oxígeno y con la capacidad de la sangre para transportar oxígeno, que a su vez invierte el proceso de envejecimiento, aumenta el potencial energético y permite al cuerpo humano curarse a sí mismo y a otros. La apertura del flujo del Ki no es solamente capaz de proporcionar un atleta sino que hace posible la buena salud y un aspecto saludable, sea cual sea la edad.

Ki significa aire y, como todo lo demás en la filosofía oriental, el Ki debe permanecer en equilibrio. Cuando no es así, el flujo de energía se considera bloqueado y la consecuencia es la enfermedad. Podemos mantenerlo en equilibrio mediante prácticas de relajación, respiración controlada y masajes adecuados. Con ello se consigue que se pueda abrir el meridiano bloqueado y permitir que el Ki fluya de nuevo. Cuando el Ki está en equilibrio se denomina vitalidad.

A su vez, el Ki sustenta la circulación del cuerpo y mediante la inhalación de oxígeno e ingestión de comida nutritiva e integral ayuda a regenerar los tejidos según éstos se deterioran con la edad y el uso. Con el constante recambio de células, el Ki produce vitalidad, fuerza y longevidad. La meditación y los masajes son uno de los métodos más rápidos y mejores para reponer el Ki perdido por una enfermedad nerviosa.

Hay dos tipos de Ki: el prenatal y el postnatal. El prenatal es el Ki natural del cuerpo transferido antes del nacimiento durante la gestación por la madre hacia el niño, a través del cordón umbilical. A medida que ese Ki portador entra en el feto, es distribuido por todo el cuerpo, desde la zona vital del niño (debajo inmediatamente del ombligo), siendo considerada como el colector de la energía, un factor significativo en los procesos futuros para hacer descender el Ki.

El Ki postnatal se desarrolla mediante la interacción con la comida y el aire y se piensa que una deficiencia en el Ki prenatal hace que el niño nazca con una salud pobre.

La respiración y 1Os masajes son una estupenda manera de lograr que el Ki descienda. El punto de respiración del Ki de un adulto está localizado en el pecho, cerca del esternón, y aunque la meditación no hace que este punto de respiración descienda, consigue llevar más oxígeno.

Incluso antes de que los canales del Ki se abran los pacientes pueden esperar sentir cambios en sus capacidades mentales y físicas. Al tener acceso una mayor cantidad de oxígeno a las células del cuerpo, los niveles generales de energía del paciente se amplían grandemente. Desde el punto de vista de la salud el desarrollo del Ki es excelente para la reducción de la tensión sanguínea alta y otras enfermedades relacionadas con la tensión nerviosa.

Cuando el Ki llega a la región umbilical notarán que se defienden bien de los resfriados y las infecciones.

Como la sangre lleva más oxígeno al cerebro, las células que lo regeneran mueren más lentamente y el envejecimiento es más lento.

LOCALICEMOS NUESTRO KI

En el cuerpo humano hay tres puntos que generan

distintas formas de Ki:

SHI KI

Se desarrolla desde un punto situado entre los ojos, el cual se denomina campo vital alto.
Desarrolla las capacidades mentales.

JEUNG KI

Se encuentra en el punto del centro del cuerpo, situado entre los pectorales, considerado el punto vital medio.
Desarrolla la fuerza física.

YUK KI

Se desarrolla desde un área situada unos siete centímetros debajo del ombligo. Esta área posee tres puntos diferentes KIHAE, que significa"Océano"; KWONWON, que signiflca "el mejor", y SUKMOON, que significa "puerta de piedra".
Es la energía pura.
¿Por qué son tan importantes estos puntos? El Danjun es el punto donde comienza la vida. Durante la concepción del ser humano, el Jeung Ki crea algo a partir de la nada. Crea el espermatozoide positivo y el óvulo negativo. Cuando el espermatozoide se adhiere al óvulo y atraviesa la pared anterior, lo primero que se desarrolla es el cordón umbilical a través del cual el

niño recibe del mundo exterior, a través de la madre.

Hay cuatro áreas de control físico que son:

KYUNG KI: ligereza, velocidad y rapidez.
JUNG KI: pesadez.
CHUL KI: dureza.
MA KI: insensibilidad, controlar el dolor.

Para desarrollar los puntos de poder Ki en el cuerpo, existen dos maneras básicas: activa y pasiva.
La activa incluye los movimientos físicos gimnásticos, la respiración controlada, la toma de plantas medicinales y los suplementos de minerales y agua de manantial.
La pasiva incluye los masajes efectuados por otra persona y la meditación. Por supuesto, se pueden realizar una mezcla de algunas de estas formas o la unión de todas, con lo cual llegaríamos a un estado de salud óptimo.
Sin embargo, el ser humano es imperfecto y no puede utilizar todo su potencial de energía debido a sus nueve estados emocionales, los cuales crean un desequilibrio que conduce a la enfermedad mental o física:

Los nueve estados emocionales son:

HE: placer.
BE: tristeza.

AE: amor.
RAK: felicidad.
NO: miedo.
DO: ansiedad.
SA: reflexión.
KYUNG: temor.
GONG: espanto.

Mediante los ejercicios pasivos y activos, junto con las técnicas de respiración, se puede llegar a controlar y combatir los efectos negativos de estos nueve estados emocionales.

LOS MERIDIANOS

Aunque hoy día todavía se cuestiona la existencia de los meridianos, numerosos investigadores han tratado de demostrar su presencia en el organismo y entre ellos está el psicólogo Ronald Melzack, de la Universidad McGill de Montreal--Canadá--, quien aseguró que existía un paralelismo entre los denominados "puntos gatillo" y los de la acupuntura. Estos puntos reflejos responden a la presión o a la estimulación y son capaces de sedar dolores de otra parte del cuerpo, aunque por motivos todavía no explicados no son eficaces en todas las personas. No obstante se comprobó también que, aunque ambos métodos eran similares e igualmente inconstantes, las agujas de la acupuntura aseguraban resultados mejores.
Relacionados con la teoría del Yin y el Yang (los

polos opuestos de la misma moneda) y el estudio de los Cinco Elementos (Tierra, Aire, Fuego, Madera y Agua), estos últimos para explicar nuestro comportamiento, los meridianos parecen ser doce, teniendo cada elemento dos, salvo el fuego que posee dos pares de Yin y dos de Yang. También existen dos meridianos básicos, el Vaso Gobernador y el Vaso Concepción, los cuales ya aparecen en la medicina china y que nos demuestran su inequívoca procedencia.

Como la mayoría de las partes corporales, los meridianos también son bilaterales, lo que dan una suma de veinticuatro, y están relacionados no solamente con algún órgano o parte corporal sino incluso con efectos o comportamientos. Incluso existen relaciones entre diferentes órganos y dependencias entre ellos que no tienen ninguna explicación aparente con la medicina occidental, cosa lógica si tenemos en cuenta lo difícil que es relacionar el espíritu con la materia.

Una de las particularidades que hacen del tratamiento a través de los meridianos algo único, es que nunca se actúa directamente sobre el punto (tsubo) relacionado directamente con ese órgano y ni siquiera sobre los llamados puntos reflejos, sino sobre el meridiano que puede equilibrar el Yin y el Yang de ese órgano.

La estimulación de los puntos de los meridianos debe proporcionar una restauración del equilibrio energético total de la parte afectada, ya que, si consideramos válidas las teorías del Shiatsu, no solamente estaremos equilibrando el Yin y el Yang, sino que al mismo tiempo le estamos aumentando su Ki, mejorando su circulación sanguínea, la oxigenación, anulamos el dolor que pueda existir y proporcionamos un estado emocional óptimo para la curación total.

Lo que también parece demostrado es la existencia de puntos corporales en los cuales la resistencia al paso de la corriente eléctrica es menor, los anteriormente mencionados tsubos, y en los cuales se insertan las agujas de acupuntura o se practican los masajes digitales. Estos puntos ya son un hecho comprobado por otros expertos en terapias reflejas e incluso por numerosos neurólogos, ya que también sirven como punto exacto para la estimulación de los músculos. Una corriente eléctrica en ese lugar concreto produce una inmediata contracción de su músculo correspondiente, el cual no se relajará hasta que no dejemos de suministrarle electricidad. Por desgracia es un estímulo pasajero y no sirve para dar vida a un músculo carente de función o irrigación sanguínea.

Pero este efecto habría pasado al olvido si fuera solamente mecánico y lo cierto es que deben existir energías mucho más importantes, imposibles de medir con los instrumentos actuales, las cuales son capaces de actuar sobre la mente, las secreciones internas y hasta en el sistema defensivo.

Uno de los inconvenientes que para los no expertos tienen las técnicas orientales basadas en la teoría de los meridianos es que no se pueden establecer pautas generales de curación, ya que cada experto tiene sus propios modos de curar y de valorar las enfermedades. Se habla entonces del instinto del terapeuta como arma decisiva para la curación, algo que ahora se considera base de numerosos errores si tenemos en cuenta que los métodos actuales de análisis están dejando las capacidades humanas de lado. El llamado "ojo clínico" parece estar en declive ante el avance de tan extraordinaria maquinaria tecnológica. Ningún médico actual es capaz, ni quiere serlo, de establecer un diagnóstico si no tiene ante sí la analítica correspondiente y los datos que le proporcionan los numerosos aparatos a su disposición. Esto no ocurre afortunadamente en las medicinas orientales, las cuales consideran que siguen siendo más importantes las habilidades instintivas y cerebrales del médico que los datos de laboratorio.

Por ello, cuando usted oiga hablar de que un meridiano no está equilibrado, de que existe poca o mucha energía Ki, de que hay zonas denominadas Kyo y Jitsu en las cuales hay que presionar cuando hay dolor o de que el Hara es la zona orgánica donde se encuentra la energía vital, no piense que le están engañando, ya que detrás de esto hay miles de años de experiencia, muchos más que detrás de la medicina occidental.

Y ya que hablamos del Hara, es imprescindible mencionar que su existencia ya fue confirmada por los médicos chinos hace milenios. Situado a unos ocho centímetros por debajo del ombligo (aunque hay quien opina que es un punto falso y que el real está en los costados), se hizo popular por ser el lugar exacto en el cual los samuráis introducían sus katanas o wakizakis para realizar el harakiri, un ritual mortal que acababa con su deshonor... y con su vida. Una vez rasgado el Hara, la vida era imposible.

Pues si precisamente ese punto es la esencia de la vida misma, lógicamente actuando en él podríamos restablecer la salud, algo que dio origen a un arte curativo poco divulgado conocido como Ampuku, en el cual solamente se actuaba sobre ese punto concreto. Quizá la causa de su poco éxito popular radica en dos motivos: las discrepancias sobre su posición exacta (los chinos hablan hasta de tres puntos posibles, dos falsos y uno verdadero) y la poca variedad de técnicas a emplear en un lugar tan reducido.

Los japoneses han sido algo más hábiles y para simplificar los tratamientos consideran que el Hara no es un punto concreto sino una amplia zona que abarca los alrededores del ombligo. De esta manera ya tenemos la amplia zona corporal que se necesitaba para trabajar con soltura y que abarca nada menos que todo el abdomen, desde las costillas hasta la pelvis, aunque el centro sigue estando debajo del ombligo.

En el Hara actual el bazo corresponde al ombligo mismo, y próximo a él estarían los riñones, después la vejiga y, desplazados a izquierda y derecha hacia abajo, los intestinos. El corazón físico se sitúa en el plexo solar, mientras que el emocional a mitad de camino entre éste y el ombligo, los pulmones en los costados y el hígado, por supuesto, a la derecha.

Un diagnóstico rápido sobre la salud general lo podemos realizar tocando ese Hara, ya que por encima del ombligo deberá estar relajado y por debajo fuerte; de no ser así hay que actuar para restablecer la salud física y psíquica.

Yin y Yang

Ya hemos dicho la sutileza que hay que emplear al hablar de las dos fuerzas opuestas denominadas Yin y Yang, ya que se suelen herir susceptibilidades en feministas recalcitrantes. Cuando se habla de que el Yin es masculino y positivo y que el Yang es femenino y negativo, no se debe considerar esta clasificación en el sentido de lo bueno y lo malo, sino solamente en dos fuerzas situadas en ambas caras de una moneda. El que utilicemos los términos bueno y malo para hablar de correcto e incorrecto no tiene una aplicación igual en la medicina china.

La energía vital, el Ki, se considera Yang (lo que antes mencionamos como femenino), mientras que la sangre es Ym (lo masculino), por lo que ahora es la parte Yang la que manda en la sangre y ésta depende del Ki para su alimento y suministro de aire. En contraposición, la sangre sería la madre del Ki (el Yang), ya que sin ella la energía desaparecería, quedando claro que ambas energías son complementarias y ninguna tiene su razón de ser sin la otra.

El concepto de órgano también es muy diferente entre las medicinas oriental y occidental, ya que cada uno se considera complejos sistemas de funciones.

Los órganos Yin son seis: vesícula biliar, intestino delgado, intestino grueso, estómago, vejiga y el triple calentador, siendo todos ellos órganos que consumen y no almacenan, teniendo como responsabilidad hacer circular los nutrientes que han recibido. Los Yang son el hígado, corazón, bazo, pulmones y riñones, además del pericardio, los cuales tienen como misión almacenar y no consumir, manteniendo la homeostasis.

Los cinco elementos

El elemento Madera está unido a funciones activas que están en fase de desarrollo o incremento. Su color es el verde; el sabor, agrio; sus órganos, el hígado y la vesícula biliar; sus tejidos, los tendones, y se manifiesta con el grito y la ira.

El elemento Fuego se relaciona con funciones que han alcanzado un estado máximo y se encuentran a punto de iniciar el declive. Su color es el rojo; el sabor es amargo; sus órganos, el corazón y el intestino delgado; su tejido, los vasos sanguíneos, y se manifiesta con felicidad y risa.

El elemento Metal es la fase de declive, correspondiente al otoño seco; tiene como color el blanco, su sabor es picante, sus órganos son los pulmones y el intestino grueso, su tejido son los cabellos, y se manifiesta con tristeza y llanto.

El elemento Agua está en aquellas funciones que

comienzan a crecer, su color es el negro, el sabor es salado, el olor a podrido, sus órganos son los riñones y la vejiga, el tejido son los huesos y se manifiesta con miedo y gemidos.

El elemento Tierra es el más equilibrado de todos: está en fase de transformación, su color es amarillo, el sabor es dulce, sus órganos son el bazo y el estómago, su tejido son los músculos y se manifiesta con preocupación y canto.

Cada elemento gobierna un meridiano o una función orgánica y condiciona por ello la personalidad y las emociones. Por ello existe una interrelación fácilmente comprobable entre comportamiento y enfermedades orgánicas. Una enfermedad orgánica en particular generará un cambio en el comportamiento, en el gusto y en los tejidos, y viceversa. Por ello un buen médico siempre tendrá en cuenta cualquier tendencia o alteración, no solamente las puramente físicas, hasta el punto de considerar con qué cambios climáticos empeora o mejora. Esta teoría, curiosamente, tiene un gran parecido con la homeopatía, lo que nos conduce a pensar que, aunque las medicinales alternativas tengan nombres diferentes, sus raíces son las mismas.

EL MASAJE SHIATSU

LA ESPALDA

Nuevamente vemos cómo es la espalda la gran solicitada por las personas para recibir masajes en ella. Pero las conclusiones nos llevan a pensar que no es una zona que verdaderamente tenga que sostener mayores castigos o tensiones que las demás, especialmente si la comparamos con la cadera, las piernas, los brazos o el cuello, sino que el problema es que uno mismo no la puede manipular y debe recurrir a otra persona. Solamente así se explica el que todos los dolores nos creamos que se centran allí.

Manipulación

1. El paciente se pone boca abajo, los brazos al costado y la cabeza ladeada hacia el lado más confortable. Apoyamos una mano en la cadera y la otra sobre el omóplato opuesto, realizando una presión alternativa sincronizada con la respiración. Después trabajamos el lado opuesto.

2. Ahora presiona con las dos manos en forma de ala en la zona media de la espalda, siempre sincronizada la presión con los movimientos respiratorios, soltando cuando inhala y presionando cuando exhala. Vete bajando las manos hasta llegar a la cadera.

3. El mismo ejercicio anterior pero ahora realiza más presión y para lograrla emplea el peso de tu cuerpo. Ten cuidado según sea

la corpulencia y edad de la persona en la presión que realices.

4. Finalmente, son ahora tus dedos los que deben realizar la presión y para ello apoya tus dos pulgares en una zona a medio camino entre la columna y los costados. Presiona con bastante energía y desciende un par de centímetros cada vez hasta llegar a la cadera.

GLÚTEOS

Albergan la articulación más grande, la cadera, la cual debe sujetar al mismo tiempo a las piernas. el tronco y por supuesto la cabeza. Normalmente no suele ser la causa de grandes patologías y más bien hay que considerar que es la que sufre las consecuencias de otras zonas, como pueden ser los pies y la columna. Ambas partes se ocupan de desgastarla, desequilibrarla y hasta romperla. Bastan unos zapatos inadecuados de tacón alto, sentarse en una silla no ergonómica (y la mayoría lo son), hacer deportes bruscos o estiramientos dolorosos, dar a luz en posiciones no fisiológicas (la posición natural es en pie o quizá en cuclillas) o conducir en vehículos durante largo tiempo, para que con el tiempo la integridad de la cadera quede irremediablemente dañada.

Actuando sobre la cadera podemos mejorar todos los órganos que dependen de ella, como la vejiga, los ovarios o la próstata, así como aliviar ciáticas o lumbalgias. En la zona sacra se encuentran los meridianos correspondientes a la vejiga y el de la vesícula biliar lo podemos localizar en la parte lateral de la cadera.

Manipulación

1. Existen en el sacro cuatro pares de agujeros que deberás localizar, ya que por allí pasan los nervios espinales. Coloca entonces los dos pulgares y presiónalos, haciendo lo mismo con los otros dos que están un poco más abajo.

2. Coloca una mano en la zona lumbar y el codo de la otra algo más abajo, en el meridiano que pasa por el nervio ciático. Presiona con el codo un poco y sigue así haciendo el recorrido del meridiano.

3. Presiona con la palma de la mano encima de la articulación coxofemoral de un lado y después en el otro. A continuación hazlo con los pulgares.

HOMBROS

Aunque no son los responsables de los trastornos de la espalda, sino las víctimas, acusan todos los males y es lógico que los masajistas se centren en ellos, más que nada por exigencias de los clientes. Los hombros padecen los problemas de una cabeza eternamente basculada hacia delante, de una columna torcida, de un cuello en tensión continuada y hasta de un tórax poco desarrollado.

En la zona central de los hombros encontramos el meridiano que corresponde a la vesícula biliar, un poco más abajo el triple calentador y el de la vejiga a ambos lados de la columna vertebral.

Actuando sobre la parte alta de los hombros aliviaremos las enfermedades invernales de las vías respiratorias, el estrés y el nerviosismo, mientras que si lo hacemos al nivel de los omóplatos mejoraremos el intestino delgado, los ovarios y hasta los pulmones. Por todo ello no es extraño que las personas sientan tanto alivio en general cuando les dan masajes en los hombros.

Manipulación

1. Presiona primeramente con la mano abierta sobre los músculos del hombro y posteriormente utiliza sólo los pulgares en la línea de los meridianos que pasan cerca de la columna vertebral.

2. Después utilizarás el codo para la misma zona, evitando presionar directamente en la columna y haciéndolo en el surco que deja al lado de sus vértebras. Deberás hacer un recorrido completo desde el cuello hasta el cóccix.

3. Ahora aliviarás la tensión del hombro utilizando los dedos de la mano con un leve giro y hasta podrás posteriormente apoyar la planta de los pies en su hombro.

LAS PIERNAS

Son cruzadas por los meridianos que vienen desde la columna vertebral, los correspondientes a la vejiga y los riñones, así como por los de la vesícula biliar que pasan por la parte exterior. Estos meridianos actúan sobre los ojos, los tendones, la contracción muscular, la digestión y la energía sexual. Mediante su manipulación podrás mejorar también las tensiones emocionales e influir en los dolores de cabeza.

Manipulación

1. Con una mano sujeta una nalga y con la otra la pantorrilla de ese mismo lado, bajando hasta el tobillo. Una vez allí, utiliza tu rodilla para dar el masaje a toda la pierna, sin soltar los dos puntos de apoyo anteriores.

2. Puesto ahora boca arriba deberás realizar la misma operación anterior, incluido el uso de la rodilla.

3. Con el fin de aliviar la tensión del muslo estirado flexiona la rodilla del paciente,

para después apoyar tu codo en el muslo.

4. Si lo deseas y mientras permanece con la rodilla flexionada, utiliza tu rodilla para presionarle la parte posterior del muslo.

5. Los pies también agradecen un masaje y para ello emplea tus pulgares para dar masajes circulares.

6. En los bordes de los pies se encuentran los meridianos de la vejiga y se estimulan mediante pequeños pellizcos.

7. Puedes aflojar la tensión de los pies golpeándolos con la palma de la mano, con el talón de la mano y con el martillo. La frecuencia debe ser muy rápida y percutante.

LA CABEZA

No es frecuente solicitar a un profesional que nos dé masajes o nos manipule la cabeza y eso que es la sede de la inteligencia, de la vista y el olfato, además de poseer zonas tan vitales como la nariz, la boca y los oídos. No es extraño pues que cuando se quiera matar a alguien rápidamente se busque la cabeza como blanco primario.
Cruzada por multitud de meridianos y sumamente sensible por tanto a los desequilibrios corporales, las arrugas hacen presa en ella prematuramente, al

menos si la comparamos con el resto del cuerpo. El sol, la lluvia, el viento y las emociones son otros elementos que contribuyen a martirizarla sin piedad día a día.

Por ella pasan los meridianos de la vejiga, el estómago y la vesícula biliar, y terminan nada menos que los vasos Gobernador y Concepción, así como el Triple Calentador. Con todo ello queda plenamente justificado que alguien, o nosotros mismos, nos demos un masaje en la cabeza.

Manipulación

1. Empieza con un ligero masaje en todo el cuero cabelludo, procurando no enganchar sus pelos con los dedos, finalizando con un ligero masaje en la nuca y ligeros tirones de pelos.

2. Le toca ahora a la sien y para ello emplea los pulgares en la línea central mientras que con los otros dedos sujetas las sienes.

3. Trabaja ahora un poco las orejas suavemente y concéntrate un poco en los dos lóbulos.

4. Los ojos son también una región agradecida para la relajación. Pinza ligeramente las cejas, presiona los huesos que están debajo y pon tu mano superficialmente sobre el globo ocular.

5. Para terminar, no te olvides de la barbilla, especialmente de su parte central, de la comisura de los labios y de la zona donde se articula la mandíbula. En todas ellas emplea la yema de los pulgares.

EL ABDOMEN

Aunque en otros tipos de terapias manipulativas se aconseja no dar masajes enérgicos en la cavidad abdominal por el peligro que se corre de hacer daño a los órganos internos, en el Shiatsu se considera que es una zona muy importante, habida cuenta que en ella se encuentra la zona donde confluyen todas las energías corporales, el Hara.

Requisitos imprescindibles antes de tocar tan importante zona son tener las manos bien calientes y ejercer una presión progresiva y suave. Nunca debes provocar dolor o sudores.

Manipulación

1. La zona del plexo solar es muy importante por la gran cantidad de nervios que confluyen en ella, pero al mismo tiempo sumamente delicada.
2. Comienza poniendo sobre ella simplemente la mano y posteriormente solamente la yema de los dedos. Si todo va bien, utiliza entonces el pulgar y profundiza un poco más.

3. Mientras te apoyas con una mano en la zona cercana al pubis, con el pulgar de la otra mano deberás buscar las zonas correspondientes al pulmón (su lado izquierdo), hígado (derecho) y pulmón derecho.

4. La zona más inferior, correspondiente a los intestinos, la trabajarás presionando con la yema de todos los dedos juntos.

OSTEOPATÍA

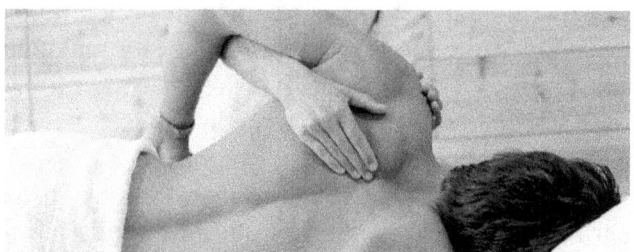

Creada por Andrew Taylor Still (1828-1912), este médico investigador estaba convencido de que el secreto de la salud se encontraba casi de una manera exclusiva en el buen estado de la columna vertebral. Su experiencia con los soldados de La Unión, durante la guerra civil americana, le llevó al convencimiento de que mientras la columna vertebral estuviera íntegra todas las partes corporales gozarían de buena salud. A fin de cuentas, decía, la mayoría de los nervios que existen parten de ambos lados de la columna y de ellos depende el influjo eléctrico que nos mantiene con vida. Además, en ella está la médula espinal, mediadora del sistema nervioso autóctono.

La osteopatía, pues, se centra mayormente en la columna vertebral, ya que mediante su manipulación se logra restablecer a las vértebras a su posición original, se mantiene la flexibilidad articular y con ello la movilidad, así como se evita la tensión excesiva en músculos y ligamentos.

El doctor Still era un gran observador de las

189

costumbres de los animales, los cuales ejercitan diariamente sus movimientos de flexibilidad articular y realizan estiramientos continuos, especialmente después de una posición de reposo. Este mecanismo reflejo es idéntico al de los niños pequeños, quienes con sus bostezos, estiramientos para levantarse de la cama y restregones de ojos y nariz consiguen dar tono inmediatamente a casi todo su cuerpo. Los adultos, por desgracia, o por exigencias sociales, nos vemos en la obligación de reprimir estos actos naturales que nos ayudarían a mantenernos con buena salud.

Conceptos

- El desplazamiento de las vértebras de la columna puede producir síntomas que en apariencia no tienen ninguna relación con ella, como los dolores abdominales, las jaquecas o irritaciones cutáneas.

- El cuerpo humano posee un sistema de autorregulación, la homeostasis, la cual consigue restablecer todo a su posición original y quitar las molestias.

- Las lesiones de la columna generan una información falsa a la médula espinal que la incapacita para autorregularse.

-

- A causa de problemas musculares los nervios de la médula espinal se vuelven hipersensibles y transmiten a los músculos y articulaciones esta irritabilidad, lo cual a su vez afecta a la circulación arterial y venosa, así como a aquellos tejidos que se nutren de los nervios espinales.

- Cada articulación está debidamente interconectada con nervios, músculos, ligamentos y huesos, por lo que en caso de enfermedad articular el mal se propaga.

- Mediante la osteopatía se puede corregir la irritabilidad articular y con ello los síntomas y males que había generado.

El diagnóstico de la enfermedad

En el supuesto de que deseemos acudir a la consulta de un osteópata debemos tener en cuenta que las preguntas que nos va hacer y las pruebas a las que vamos a ser sometidos no tienen similitud con las que nos haría un médico tradicional y ni siquiera un fisioterapeuta educado en una universidad normal. No obstante, el lector descubrirá que muchas de las teorías y manipulaciones de la osteopatía coinciden con los masajes orientales y, aunque no tenemos que pensar que han sido copiados, lo que sí es cierto es que las mismas ideas partieron de personas diferentes que vivían en países muy lejanos, algo que se da con frecuencia en todos los actos humanos.

En el historial que el osteópata va a elaborar no tienen una importancia decisiva las enfermedades que hayan podido padecerse con anterioridad, ni los análisis clínicos, ni las radiografías y ni siquiera los medicamentos (analgésicos y antiinflamatorios) que le hayan prescrito. Lo que el profesional valorará enormemente es el modo de andar, sentarse, estarse quieto, mover las manos, gesticular y hasta cómo le cuenta sus problemas. Puede que hable tímidamente, con rapidez, con agresividad o con tristeza, factores emocionales éstos que lógicamente pueden haber conducido a la enfermedad ósea y que serán valorados para establecer superficialmente la causa de la patología. Después comenzará el examen físico, especialmente de su parte posterior. El paciente estará en pie y la observación se centrará en la altura de ambos omóplatos y los hombros, las posibles curvaturas de la espalda, el equilibrio de la cadera, así como la posición natural de la cabeza. Todo ello tratando de evitar que el mismo paciente induzca a un error en el diagnóstico adoptando una posición que no es la suya habitual.

A continuación se le tumbará en una camilla plana y se examinarán las posibles alteraciones del nervio ciático forzando a la pierna a elevarse hasta la vertical, sin doblarse. Una vez comprobadas ambas piernas, el examen consistirá en comprobar si las dos tienen la misma longitud y si existe algún dolor fuera de lo normal al realizar pruebas de flexibilidad articular.

Se comprobará igualmente la zona lumbar mediante movimientos de flexibilidad y movilidad, con objeto de encontrar posibles espasmos musculares, cadera anquilosada, dolores óseos o artrosis. Las costillas serán también objeto de un examen previo, forzando con la mano su hundimiento, así como las articulaciones del codo y las muñecas.

El tratamiento

Una vez completado el examen físico, se elegirá el tratamiento individualizado o se rechazará la terapia ante la gravedad del caso, que puede demandar cirugía u otra terapia más adecuada. Si todo indica que se trata de una alteración del sistema nervioso a causa de un desequilibrio vertebral, se procederá a las manipulaciones.

Éstas no siguen un patrón fijo, ya que dependen siempre de la respuesta del paciente. Cada vez que se realiza una torsión o una presión se tiene muy en cuenta la respuesta individual de la parte presionada y no hay nunca una pauta estándar a seguir.

Quienes han visto alguna sesión de osteopatía se han quedado impresionados por los movimientos bruscos que se hacen para liberar alguna articulación o vértebra bloqueada, en la cual el chasquido es el sonido más habitual, quizá acompañado por un pequeño grito del paciente. Ello se debe a que algunas técnicas manipulativas se tienen que realizar a gran velocidad si se quiere dejar cada cosa en su sitio, pero esto no puede ser aplicado tampoco indiscriminadamente y muchas personas requieren tratamientos mucho menos incruentos para recomponer sus tejidos.

De todas maneras, el impulso a gran velocidad que se emplea en los tratamientos vertebrales es totalmente indoloro, precisamente por su gran velocidad. Solamente en aquellos casos en los cuales existan adherencias, callosidades o calcificaciones, causantes de los dolores, el tirón brusco es el mejor remedio aunque produzca dolor, ya que elimina la causa en unos breves segundos. Un tratamiento más suave se prolongaría durante días y el resultado final sería mucho más doloroso.

El tratamiento más espectacular que suele dar gran fama a un osteópata es el que se aplica en los pinzamientos vertebrales que ocurren bruscamente en una persona, cuando tratade incorporarse después de estar agachado.

Otra gran aplicación para la osteopatía son las enfermedades profesionales que ocasionan dolores articulares. En estos casos el especialista pide al paciente que adopte la postura habitual en su profesión para así ver exactamente dónde se origina el mal.

QUIROPRÁCTICA

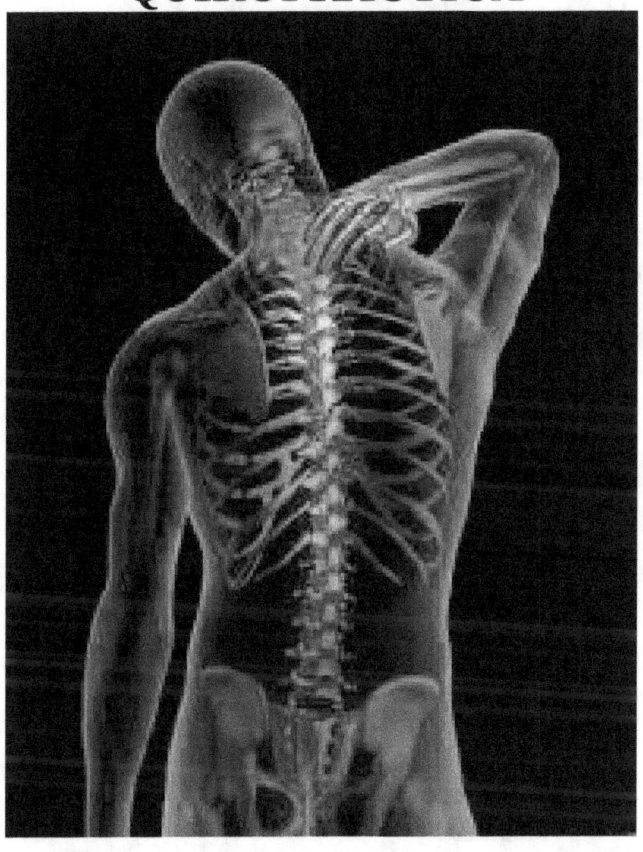

Aunque se dice que el primer quiropráctico fue Hipócrates, los estudios más universales son atribuidos a David Daniel Palmer (1845-1913), el cual también llegó a la misma conclusión que otros investigadores en el sentido de considerar que cualquier alteración del sistema óseo puede someter a presiones a los nervios, dando lugar al dolor. Además de este síntoma, la capacidad de los nervios para enviar sus impulsos nerviosos a todo el organismo podría quedar alterada por causas mecánicas, lo que indudablemente conduciría a una nueva enfermedad. Estas enfermedades se pueden manifestar como jaquecas y dolores de espalda, consecuencia directa del trastorno óseo, pero también en forma de asma, malas digestiones o psoriasis. Por ello, un buen quiropráctico no tratará de eliminar el dolor articular sino que no dejará el tratamiento hasta que se halla curado la enfermedad que se originó.

Peculiaridades

- Utilizan con mucha frecuencia las radiografías y las ecografías para establecer un mejor diagnóstico.

- Suelen realizar pruebas complementarias basadas en exploraciones neurológicas.

- No utilizan apenas técnicas de presión y prefieren movilizar las articulaciones afectadas.

- Se manipulan directamente las vértebras doloridas.

- Es importante que el paciente entienda y colabore en el tratamiento. Se le indica todas las nuevas pautas que deberá seguir en su vida cotidiana para curarse y no volver a recaer.

- El alineamiento correcto de las vértebras se realiza mediante técnicas de empuje, dándole preferencia a las vértebras cervicales.

- No se lucha contra la naturaleza sino que se la ayuda a completar su acción. Si existe una vértebra luxada los mismos músculos desarrollan una fuerza para tratar de colocarla en su sitio. El especialista lo que hace es aumentar la fuerza para que esta acción sea completa en un tiempo mínimo.

Patologías que se tratan habitualmente

Esencialmente, dolores de espalda y cuello.
Lumbago.
Pinzamientos vertebrales.
Torceduras.
Artritis, artrosis y reumatismos en general.
Dolores de cabeza.
Subluxaciones vertebrales.
Desviaciones de columna (escoliosis, lordosis).
Neuralgias y neuritis relacionadas con problemas vertebrales.
Otras enfermedades que se piensa están relacionadas con irritaciones de los nervios, como asma, diabetes, angina de pecho, etc.

En la consulta

Lo primero que se suele pedir son unas radiografías en el caso de que la enfermedad sea antigua y resistente a los tratamientos químicos.

En la exploración se somete al cuerpo a torsiones, especialmente en la columna, para averiguar si tiene alguna vértebra dislocada, está carente de movilidad y ha sido sometida a un trabajo excesivo. Para estas exploraciones disponen de una camilla especial que al mismo tiempo alivia los dolores.

Es corriente comprobar los reflejos para averiguar la afectación de los nervios, también se suele estirar el nervio ciático, uno de los más afectados.

Se comprobará también la movilidad de las articulaciones de la rodilla y los tobillos, así como de la cadera y fémur.

Unas adecuadas palpaciones musculares permitirán averiguar también cualquier contracción muscular o distensión que pudiera ser la causante del mal articular.

Antes del tratamiento se indica con claridad al paciente qué tipo de enfermedad tiene, la causa probable, el tratamiento que se le va a aplicar y cómo debe ser su colaboración.

ROLFING

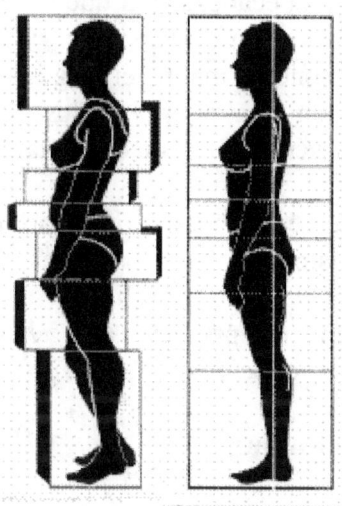

En oposición total a las teorías expuestas anteriormente, en especial a aquellas que sostienen que la columna vertebral es la parte más importante de todo el esqueleto, la doctora Ida Rolf, experta en química orgánica, no estuvo nunca de acuerdo sobre las conclusiones de sus colegas y en 1g25 explicó con un símil muy curioso su nueva teoría sobre la importancia del tejido conjuntivo en todo el sistema articular: *una tienda de campaña tradicional es imposible de sostener si no cuenta con una serie de apoyos laterales que afiancen la parte central.*
Durante varios años, apoyada en principio por el Instituto Rockefeller, divulgó su teoría de la Integración Total Estructural, utilizando siempre ejemplos tan simples como el anteriormente

descrito o el de un niño que trata de conseguir una torre con su rompecabezas sin que todos los cubos estén alineados. En este caso, y aunque la estructura se pueda mantener erguida, basta un ligero golpe en cualquiera de los dados (equivalentes a las vértebras) para hacer tambalear todo el conjunto.

Afortunadamente el cuerpo humano dispone de numerosos sistemas compensatorios para seguir manteniendo todo en equilibrio, aunque estos mismos mecanismos provocan a su vez una serie de trastornos bien conocidos.

La lógica del Rolfíng

Ciertamente la teoría de esta doctora es lógica, aunque difiera sensiblemente de las teorías de los otros investigadores igualmente válidas. Si cuando se pierde la alineación de alguna parte de la columna se genera de modo automático una respuesta muscular que consigue mantener todo en equilibrio, ello no tendría que provocar ninguna alteración si la compensación fuese momentánea. Pero con el tiempo esos músculos permanentemente contraídos pierden elasticidad y potencia, mientras que sus antagonistas se distienden en demasía. Poco a poco se generan adherencias para reforzar esta debilidad, pero hacen perder la elasticidad natural al tejido conjuntivo, disminuye su capacidad de contraerse y con ello la potencia, lo que sumado a la acción misma de la gravedad produce la lesión.

Para restablecer todo el mal a su estado óptimo se impone trabajar en unión a la gravedad, un factor que va a influir continuamente sobre el estado óseo. Se trataría de provocar distensiones, estiramientos, del tejido conjuntivo y liberarle así de su rigidez, lo que permitiría poder seguir contrayéndose de nuevo con eficacia.

Pero como esta teoría no estaría completa sin el factor emocional, la doctora Rolf investigó sobre el comportamiento humano, sus emociones, y de cómo influyen enormemente sobre la salud articular y muscular. Los estados de ánimo como la timidez, la tristeza, la agresividad o el estrés, provocan serias contracturas en los músculos, al mismo tiempo que hacen que el individuo adopte una forma de andar y sentarse acorde con su estado emocional. Un tratamiento definitivo tiene que tener en cuenta estas alteraciones si en verdad pretende curar a la persona, y no solamente calmarle su dolor.

Para confirmar que sus teorías eran ciertas elaboró un mapa topográfico del cuerpo humano al cual dividió en siete bloques, los cuales deberían estar en una perfecta línea recta, siendo el bloque correspondiente a la cadera el eje más importante.

Este mapa, así como diversas pruebas basándose en electroencefalogramas y fotografías de Kirlian, que mide el aura corporal, sirvieron para confirmar la validez de sus investigaciones.

El tratamiento

Una terapia completa debe durar diez sesiones de
una hora cada una y comienzan así:

- Se realiza un historial del paciente, en el
  que se incluyen sus hábitos hogareños, su
  tipo de trabajo y sus aficiones, así como la
  descripción de los problemas emocionales o
  sociales que pudieran existir.

- Se realizan unas fotografías de espaldas, de
  lado y de frente al principio del tratamiento
  y después de cada sesión. Todas tomadas en
  el mismo lugar y posición, de manera que
  puedan superponerse para averiguar los
  cambios que se van generando.

- La primera manipulación se hace boca
  arriba y consiste en un masaje del tejido
  conjuntivo situado alrededor del tórax y el
  cuello, el cual se hace con la punta de los
  dedos y los nudillos, y que conseguirá
  liberar la tensión acumulada y separar las
  diferentes capas de tejido.

- El masaje se continúa por el esternón, las
  piernas y los pies, lo que en buena lógica
  conseguirá que el paciente recupere desde la
  primera sesión su equilibrio natural.

- Siempre utilizando la yema de los dedos, se

trabaja la espalda y se estiran los tejidos superficiales, que ayudarán a dar una nueva expansión a la caja torácica y con ello a mejorar la respiración. No hay que olvidar trabajar la parte frontal y lateral, ya que todo el conjunto influye en la respiración y permite que el tórax se expanda.

- Utilizando ahora los codos, se tratará de estirar el tejido conjuntivo de los muslos.

- Finalmente, y ya centrados en la columna vertebral, se emplearán los nudillos para distender todos los tejidos que rodean y envuelven a la columna.

El tratamiento es tan sencillo que se aprende en pocas semanas y la sensación de placer que se siente es muy intensa, entre otros motivos porque no se somete al cuerpo a ningún dolor y ni siquiera a ningún esfuerzo. Solamente aparecerá dolor en casos muy agudos y crónicos, especialmente en aquellos en los cuales el componente emocional sea la causa del mal.

LA TEORÍA DE ALEXANDER

Este actor y cantante australiano, un científico autodidacto y bien cualiflcado, investigó en las teorías de la osteopatía y la quiropráctica casi por necesidad, ya que estaba perdiendo la voz con rapidez y ningún médico le encontraba la causa, ni mucho menos la solución.

Matthias Alexander (1869-1955) no consiguió elaborar un libro sobre sus teorías, ya que eran muy difíciles de describir con letras, pero muy fácil de demostrar en directo. Explicaba que si las vértebras de la columna estaban mal alineadas y provocaban deformaciones y dolores era solamente por un mal uso de ellas, por moverse y sentarse de manera inadecuada. Incluso el simple acto de hablar, meditar o dormir puede provocar tensiones musculares incorrectas para las que el cuerpo no está diseñado por la naturaleza. Los esfuerzos que el cuerpo hace para adaptarse producen nuevas modificaciones y con ello aparecen las malformaciones.

Solamente por el hecho de adoptar en nuestra vida diaria una forma de estar más acorde con nuestra condición bípeda podríamos, según el principio de Alexander, mejorar no solamente nuestra salud sino incluso nuestro carácter.

Se oponía a los terapeutas óseos de entonces en su idea de lo que se consideraba "natural", ya que ese término solamente debería estar relacionado con los niños muy pequeños, los que todavía no saben andar ni llevan zapatos. A partir de entonces lo que hacemos es adquirir hábitos concretos de estar en la vida, pero normalmente antinaturales. Romper con estos malos hábitos, del mismo modo que un artista marcial aprende a luchar de una manera menos instintiva y más eficaz, sería la base para el restablecimiento de la salud.

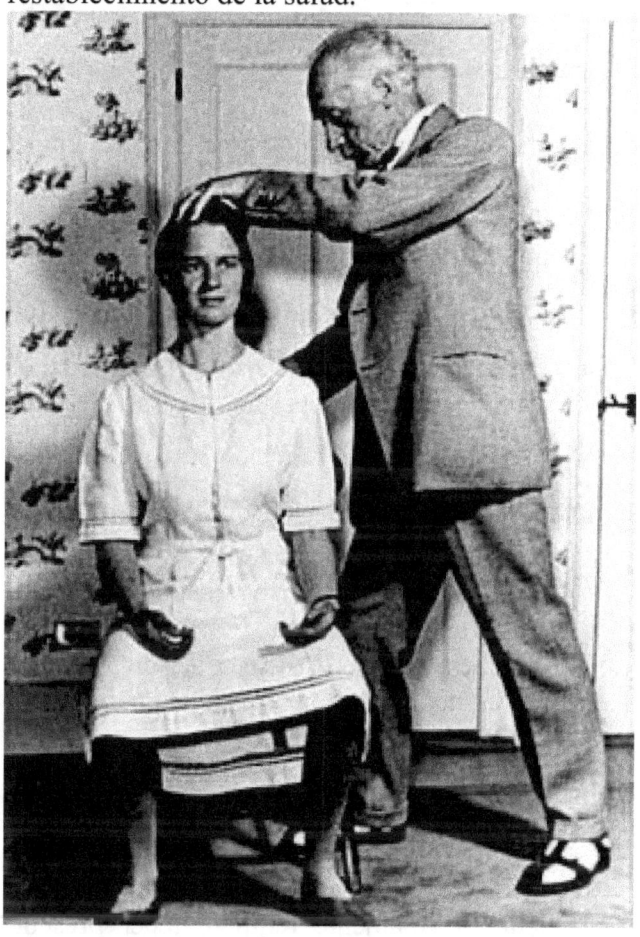

Y por este motivo el principio de Alexander no ha podido ser escrito ni codificado, como ocurrió con otras terapias similares, ya que es distinto según sea cada paciente y debe adaptarse a cada caso en concreto. Estamos hablando entonces de una teoría o un principio, pero no de una ciencia exacta.

El principio de Alexander

- No existe un lugar concreto para manipular al paciente. Puede estar sentado, en pie o tumbado, aunque la inercia y la comodidad obligan a que sea mejor que permanezca sentado.

- El paciente debe concentrar su mente en cada parte del cuerpo que se vaya a manipular.

- Se empieza en la cabeza con la operación de colocar correctamente su cuerpo. Lo mismo que la energía debe fluir hacia el cerebro, todos los movimientos tienen su origen en la cabeza y todo el sistema articular dependiente de la columna vertebral estaría sujeto a ella.

- Después se colocan los hombros y la espalda, tirando de las diferentes zonas musculares y estirando otras. La labor es lenta y solamente requiere tener presente una línea imaginaria que parte de la cabeza hasta los pies.

- Si la espalda está muy curva en la parte dorsal, especialmente en las mujeres, se manipulará esa zona para tratar de colocarla con su ligera curvatura, pidiendo al paciente que se concentre allí y trate de colocarla con nuestra ayuda.

- Como es posible que en este proceso la cabeza haya perdido su alineación, volveremos a corregirla explicando al paciente cuál es la causa de ello.

- Después se desbloquean las piernas y la cadera, colocándolas posteriormente en línea con el resto.

- Los brazos son otra parte importante a la hora de generar deformaciones, especialmente porque pueden desequilibrar los hombros y así tirar de la columna y el tórax. Hay que tratar que el paciente los apoye perfectamente en el suelo, sin esfuerzo, lo que colocará de nuevo la columna en su sitio.

- Una vez finalizado este proceso se pondrá en pie, apoyado en la pared con los pies a cinco centímetros de ella y las rodillas flexionadas, para posicionar la columna correctamente, así como la cadera y los hombros. En este punto del tratamiento la postura habrá mejorado sensiblemente.

Aunque el principio que defendía Alexander no es muy popular, lo cierto es que es sumamente eficaz para personas que ejercen profesiones cara al público, como actores, profesores o políticos, ya que les ayuda a un mejor equilibrio de sus emociones. La técnica del control del cuerpo, sin necesidad de los ejercicios agotadores de otros sistemas, permite una mejor expresión de la personalidad, una mejor salud y un aumento de las habilidades físicas e intelectuales.

Si no dispone de un terapeuta sobre este sistema en su ciudad puede tratar de autochequearse utilizando simplemente un espejo. Póngase desnudo frente a él y comience a realizar las siguientes pruebas:

1. Observe si mantiene los hombros al mismo nivel.

2. Ponga la cadera perfectamente horizontal.

3. Consiga que las rodillas estén al mismo nivel horizontal. Trate de mantenerlas juntas.

4. Lleve ahora uno de los brazos hacia atrás, horizontalmente. Observe si en ese recorrido desequilibra la cadera o los hombros. Repítalo tantas veces como sea necesario para que cuando mueva el brazo

solamente gire la cintura.

5. Mueva ahora el brazo hacia arriba y observe si tiene que desplazar el peso de su cuerpo hacia un lado. Corríjalo si es necesario.

6. Por último, realice los movimientos profesionales y laborales que constituyen su rutina diaria. Analícelos y vea si está provocando desequilibrios y torsiones a su cuerpo. Si es así, repita los mismos movimientos hasta que consiga hacerlos de una manera más eficaz y correcta.

EL MÉTODO DE FELDENKRAIS

Coincidente en muchos aspectos con las teorías de Alexander, este doctor en ciencias de origen ruso trabajó después de doctorarse en el programa atómico de Francia, aunque a causa de la invasión nazi en 1940 se refugió en Inglaterra (era de nacionalidad judía) y trabajó en el almirantazgo británico. Allí practicó artes marciales, especializándose en yudo y, a causa de una lesión crónica de la rodilla que le impedía practicarlo con efectividad, se dedicó a investigar la biomecánica del cuerpo humano y su relación sobre el carácter y las enfermedades.

La influencia oriental le marcó en el sentido de considerar que la curación de las enfermedades depende de uno mismo y que el cerebro y la actitud mental marcan toda nuestra existencia y sin su ayuda es imposible lograr la curación. Esta conclusión, que estaba en oposición a la idea del médico como portador de la salud, mientras que el enfermo es un ignorante que debe someterse dócilmente a los tratamientos impuestos, se veía reforzada por la ausencia de dogmas y principios inmutables de sus teorías.

Decía que "el primer principio de mi trabajo es que no tiene ningún principio", frase que años después otro popular artista marcial, Bruce Lee, acogería para explicar su revolucionario método de lucha (el Jeet Kune Do), que tampoco lo consideraba un método o dogma sino un principio. Era el estilo sin estilo.

Al igual que otros grandes pensadores e investigadores, Feldenkrais nunca quiso escribir un libro sobre su sistema, puesto que no era un sistema, sino una idea, un principio, y desde el mismo momento en que se le describe comienza a ser un tratado o teoría. Aun así y consciente de que si no lo escribía su método desaparecería con su muerte o, aún peor, sería divulgado por personas que ni siquiera habían estado en contacto con él, estableció las siguientes consideraciones o pautas:

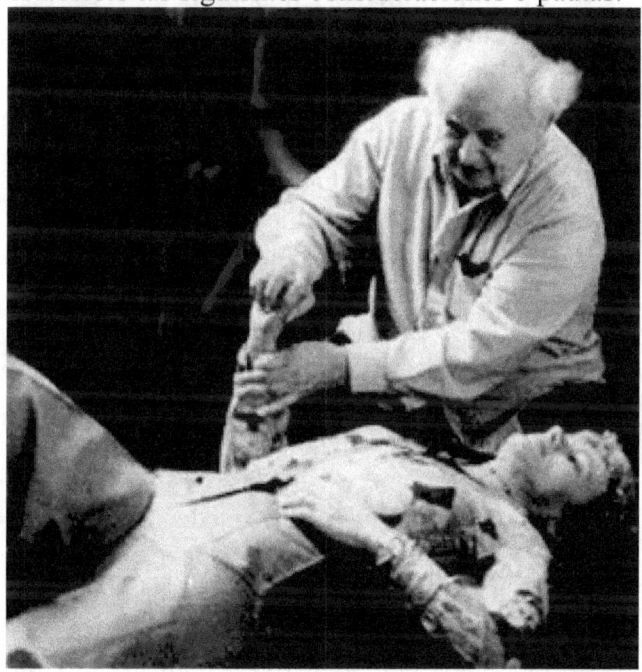

- La idea es mejorar la postura mediante la posición correcta de los pies y el gesto, ya que la postura es uno de los factores reveladores de la actividad cerebral.

- La gran mayoría de los estímulos que llegan al sistema nervioso son consecuencia de la fuerza que la gravedad ejerce en la actividad muscular.

- El movimiento inconsciente expresa continuamente lo que sucede en la mente y si se mejora el movimiento se corrigen los problemas emocionales.

- Es preferible actuar indirectamente en una zona corporal con trastornos, ya que si se manipula directamente puede provocarse inútilmente dolor.

- El tratamiento debe ir dirigido a mostrar los hábitos desordenados de postura y gestos y aconsejar los adecuados.

- Aunque el tratamiento puede realizarse en pie, al principio conviene ponerse tumbados boca arriba, ya que así la gravedad no puede influir en los pies y las articulaciones. Los ejercicios que se vayan a realizar se harán muy lentamente, sin dolores ni tirones y ni siquiera con agotamiento. Se persigue imbuir la idea de que la cabeza es la que tira hacia arriba del cuerpo y por tanto nos tenemos que deslizar por el suelo, más que caminar.

- Se aprende a utilizar algo más de ese 5 por 100 del potencial que tenemos, no solamente a nivel cerebral sino corporal.

CINESIOLOGIA

El método de George Goodheart, de Detroit, viene a constituir el colofón de las manipulaciones, ya que en cierta manera todas son cinesioterapias. Lo que este quiropráctico quiso demostrar con sus innovaciones es que el problema de las deformaciones óseas, de columna en especial, no se debían a contracciones musculares o espasmos, sino a la debilidad de los músculos antagonistas. Las articulaciones por tanto se dislocarían no tanto por la presión que los músculos hacen sino por la debilidad de los músculos que debían actuar en oposición.

Lo importante era realizar una serie de pruebas a los pacientes, algunas tan novedosas como hacer ingerir un determinado alimento, causante de malestar o reacciones alérgicas, y comprobar cómo le afectaba al sistema muscular. Este mismo principio se aplicaba a las prendas de vestir, el alcohol, el tabaco y hasta los perfumes.

George Goodheart trataba de demostrar que

muchas patologías en la postura y, consecuentemente, su deformación articular eran debidas no solamente a hábitos inadecuados sino al contacto con una larga serie de sustancias o alimentos. Algo en lo que nadie se había puesto a pensar con anterioridad.

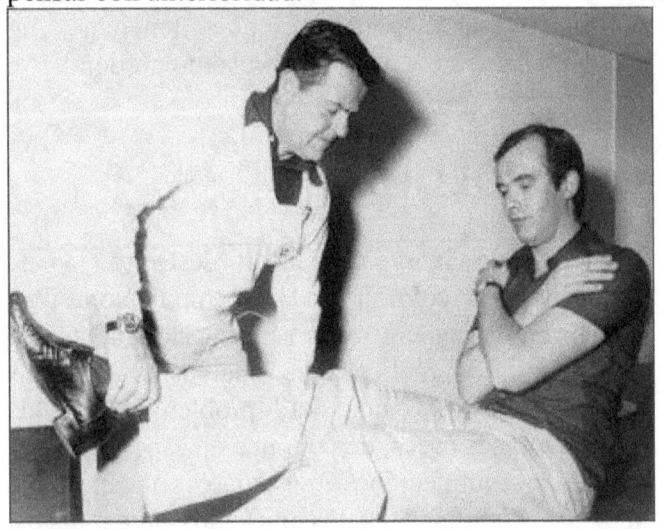

También hizo indagaciones en los métodos orientales que hablaban del Ki o canales energéticos, descubriendo que efectivamente dichos canales existían y había que tenerlos en cuenta, junto con el resto de los datos aportados por las terapias convencionales. Ello implicaba que antes de someter al paciente a las primeras manifestaciones era vital e imprescindible realizar una larga serie de pruebas. La cinesiología trataba de ser un compendio entre la mayoría de las terapias existentes, no quitando la razón a ninguna, sino uniéndolas entre sí.

El chequeo

La cinesiología, en esencia, lo que busca es la causa del desequilibrio muscular y para ello somete a una larga serie de pruebas a los pacientes. También lo que pretende es averiguar cuáles son las zonas débiles, aquellos músculos que por diversas causas no cumplen su misión, bien de contraerse o bien de oponer la adecuada resistencia. Se piensa que los dolores de cabeza están causados por los músculos (el "síndrome de raíz cervical" sería una de estas causas) que la soportan, pero se piensa más en rigideces que en distensiones. Lo que parece cierto es que si bien existen músculos que se ponen rígidos, en contractura perenne, están así porque existen otros que están debilitados y distendidos. Por decirlo de otro modo, no pueden existir dos músculos antagónicos en contractura simultánea.

Para aislar las partes débiles, tan importante es chequear las contracciones como encontrar las desviaciones o distorsiones. Una vez localizadas, es el momento de aplicar algunas de las terapias reconocidas, como pueden ser la quiropráctica o los métodos orientales. En la primera parte de este libro el lector encontrará algunos métodos de exploración para averiguar dónde radican los problemas y cómo realizar las pruebas. Tampoco hay que olvidar las técnicas orientales que relacionan los músculos con los órganos internos y de cómo una patología concreta, una disfunción hepática, por ejemplo, puede causar importantes dolores musculares en zonas muy alejadas del hígado.

MISCELÁNEA

Estas son algunas terapias sobre reeducación de posturas, técnicas manipulativas y sanaciones psíquicas que todavía se emplean en la mayona de los países del mundo. Dado que son minoritarias, se incluyen en este libro a modo de resumen, sin profundizar en ninguna de ellas, pero explicando los pilares en los cuales están fundamentadas.

BIOENERGÉTICA

Creada por Wilhelm Reich, un discípulo de Freud, este investigador trató de demostrar que muchos de los problemas emocionales y sus consecuentes alteraciones musculares eran producidos por la incapacidad de lograr un orgasmo satisfactorio. Por supuesto la ausencia de orgasmos, bien sea por carencia de relaciones sexuales o frigidez, conduciría a problemas de salud mucho más serios, difíciles en principio de relacionar.

Este investigador encontró que la mayoría de las personas aparentemente fuertes, en carácter o físicamente, en realidad estaban envueltas en una coraza para defenderse del mundo exterior. La incapacidad de expresar las debilidades, de llorar, conduciría a un desequilibrio en la salud, de la misma manera que no poder tener orgasmos satisfactorios.

Si las relaciones sexuales constituyen el motor por el cual se mueve y vive el ser humano, el orgasmo sería la válvula de escape necesaria para liberar al cuerpo de las tensiones y emociones más intensas. El abandono en ese momento crucial de las inhibiciones y las intensas sensaciones que se escapan del control emocional provocarían una serie de reacciones similares a un sistema forzado de evacuación.

Por ello y aunque nos cueste admitirlo (siempre admitiendo las teorías de este freudiano), las creencias de que una mujer agresiva o perennemente irritada es causa de que no tenga orgasmos adecuados--o no los tiene de ningún tipo--puede ser tan cierta como esos hombres que llegan al trabajo ya con un estado de ánimo inaguantable por no haber conseguido la noche de sexo que necesitaban.

Reich consideró que, a pesar de que el paciente conociera el origen de su mal (la inadecuada vida sexual que llevaba o padecía), no siempre era factible solucionarla, salvo que recurriera a la masturbación, algo que ayuda pero no demasiado. La imperiosa necesidad de contar con una pareja adecuada para solucionar su problema obliga a tomar otros caminos. En este sentido ideó una serie de masajes y ejercicios de respiración que permitieran liberar al cuerpo de sus tensiones en el supuesto de que sexualmente no fuera posible. Así solucionaba de golpe los trastornos sexuales de aquellas personas que voluntaria o forzadamente vivían en castidad.

Por desgracia Reich se encontró con la inquisición médica de entonces (aún impera y cada vez con más fuerza), que no se contentó con desacreditarle sino que le encarcelaron hasta el fin de sus días. Que años después se comprobara que la vida sexual afectaba seriamente a toda la humanidad no sirvió para sancionar duramente a los inquisidores médicos que tan injustamente le castigaron.

Afortunadamente otros discípulos siguieron sus enseñanzas y demostraron que tenía razón, que cual4uier estado de irritación o represión provoca una tensión muscular extrema que conduce al desequilibrio, especialmente cuando el problema data desde la infancia y permanece en el subconsciente.

Un tratamiento de bioenergética incluye ejercicios de respiración profunda estando tumbados boca arriba, se continúa con la liberación de cualquier impulso que se sienta en ese momento, como puede ser gritar, golpear el suelo o patalear, y se realiza normalmente una sesión de terapia de grupo en la que cada cual cuenta lo que necesita expresar en ese momento. Finalmente, se realizan movimientos de estiramiento muscular y se adoptan diversas posturas que permitan liberar el estrés.

TÉCNICA METAMÓRFICA

Con un gran paralelismo hacia la reflexoterapia, la terapéutica prenatal fue creada por Debbie Boater y Gaston St. Pierre, los cuales dan una importancia vital al desarrollo de los seres humanos durante los nueve meses que están dentro del seno materno.

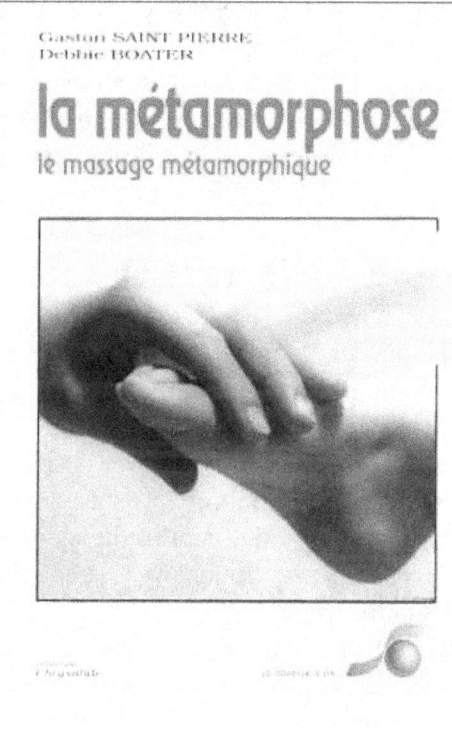

Según esta teoría, los problemas que se desarrollan durante la infancia tendrían una relación directa sobre las emociones vividas durante la gestación, mucho más importantes si la madre hubiera tomado algún tipo de droga, como el alcohol, el tabaco, medicamentos, o estuviera carente de los necesarios nutrientes. Todo ello conduciría a una serie de alteraciones en el ser que se está desarrollando, las cuales se manifestarían en la infancia. De no corregirse en esa época, los problemas continuarían su evolución y llegarían hasta la edad adulta, siendo ya muy difícil de averiguar su origen.

El tratamiento debe estar dirigido en especial a los niños y consiste en masajes efectuados en las conocidas zonas reflejas de los pies, el cráneo y las orejas.

DRENAJE LINFÁTICO

Divulgada por el doctor Vodder, esta teoría nos habla de la congestión e inflamación que sufren los ganglios linfáticos corporales cuando existe un problema crónico relativo a impurezas, infecciones o tóxicos. Es fácil comprobar estas alteraciones palpando los ganglios del cuello, de las axilas o la ingle, los cuales se hinchan y endurecen en numerosas patologías.

Un adecuado sistema de masaje favorece la movilización de la linfa y evita su estancamiento, permitiendo que siga circulando libremente por los vasos colectores, los cuales desembocan en la axila, la ingle y el cuello. Siguiendo su recorrido fisiológico, podemos averiguar el origen de la enfermedad, ya que la linfa que recorre las piernas y el abdomen desemboca en los ganglios de la ingle, la de los brazos, tórax y espalda, en los ganglios de la axila, y de la cabeza, cuello y hombros, en los ganglios de las orejas.

Un masaje adecuado logrará que las acumulaciones se integren en el sistema venoso y con ello puedan ser eliminadas. Para lograr este efecto es necesaria una presión mínima, sin ningún parecido a un masaje, sobre la piel, en el sentido de la corriente de la linfa. Presiones más enérgicas no solamente no logran su fin sino que pueden perjudicar el adecuado flujo de la linfa. Por ello no es conveniente dar un masaje normal a una persona que tenga los ganglios linfáticos abultados o con edemas.

Una contraindicación a este masaje son las infecciones o los traumatismos, ya que un masaje de este tipo puede contribuir a extender el mal en lugar de difuminarlo.

Es útil como analgésico, tranquilizante, para estancamientos venosos, reforzar las defensas, eliminar el exceso de ácido láctico, movilizar los estancamientos intestinales, mejorar el acné, la caída del cabello, las piernas pesadas, vértigos, jaquecas y favorecer la recuperación funcional después de permanecer en cama largo tiempo.